En soutien à la vie

DANS LA MÊME COLLECTION

Richard MORAN, *Autorité et aliénation. Essai sur la connaissance de soi*, 2013.

Roberto FREGA, *Les sources sociales de la normativité*, 2013.

Piergiorgio DONATELLI, *Manières d'être humain. Une autre philosophie morale*, 2014.

Estelle FERRARESE, *Éthique et politique de l'espace public. Jürgen Habermas et la discussion*, 2015.

Soumaya MESTIRI, *Décoloniser le féminisme. Une approche transculturelle*, 2016.

Patrick PHARO, *La belle vie dorée sur tranche*, 2017.

Hugo CLÉMOT, *Cinéthique*, 2018.

Gérard BENSUSSAN, *Les deux morales*, 2019.

Anne LE GOFF, *L'animal humain*, 2020.

David ZAPERO, *La forme de la règle. Kant, l'éthique et la subjectivité*, 2022.

DE LA MÊME AUTEURE

La valeur de la vie, Les Belles Lettres, 2010.

Textes clés de philosophie de la médecine. Vol. 1 : *Frontière, savoir, clinique*, textes réunis par M. Gaille, Vrin, 2011.

Le désir d'enfant. Histoire intime, enjeu politique, P.U.F., 2011.

Santé et environnement, P.U.F., 2018.

MARIE GAILLE

En soutien à la vie
Éthique du care et médecine

La vie morale

VRIN

Directrice de collection :
Sandra Laugier

© Librairie Philosophique J. VRIN, 2022

Imprimé en France

ISSN 2272-3781

ISBN 978-2-7116-3058-5

www.vrin.fr

À l'amateur de terrains vagues
et aux amis de la petite mer

No man is an island, entire of itself; every man is a piece of the continent, a part of the main; if a clod be washed away by the sea, Europe is the less, as well as if a promontory were, as well as if a manor of thy friend's or of thine own were; any man's death diminishes me, because I am involved in mankind, and therefore never send to know for whom the bell tolls; it tolls for thee [1].

---

1. J. Donne, *Devotions Upon Emergent Occasions, Meditations XVII*, « Nunc lento sonitu dicunt, morieris », in *The Works of John Donne*, vol. 3, H. Alford (ed.), London, John W. Parker, 1839, p. 574-575.

INTRODUCTION

> Hilde, *elle le regarde fixement :* Vous pensez à notre château ?
> Solness : Oui, notre château de nuages.
> Hilde : Vous ne craignez pas d'avoir le vertige ?
> Solness : Pas si je tiens votre main [1].

L'expérience des maladies qui bouleversent le cours ordinaire de l'existence, une expérience qui dépend à la fois de la pathologie elle-même, de l'état général de santé antérieur à sa survenue, du regard que la personne porte sur la maladie, des soins qu'elle reçoit (ou pas), etc : tous ces aspects intéressent le philosophe. Ils peuvent être abordés en lien avec la question du rapport au monde, notamment sous l'angle des implications de l'état de notre corps sur ce rapport au monde, comme invite à le penser Kurt Goldstein [2]. L'on peut ainsi vouloir enquêter sur ce que la vie humaine en état pathologique a – peut-être – de spécifique par rapport à l'idée d'une vie humaine en général ou d'une vie humaine en bonne santé.

---

1. H. Ibsen, *Solness Le Constructeur* [1892], trad. fr. G. Sigaud, Paris, Gallimard, 1973, p. 91.

2. K. Goldstein, *La nature humaine à la lumière de la psychopathologie*, trad. fr., introduction et apparat critique A. Camus, M. Gaille et C. Gilart de Keranflec'h, Paris, Les Belles Lettres, 2021, en particulier chap. IV et V. Sans évoquer la maladie, mais des mutilations corporelles infligées aux êtres humains, L. Wittgenstein formule une perspective semblable : « Mutile complètement un homme, coupe-lui bras & jambes, nez & oreilles, & puis vois ce qu'il reste de son respect de soi-même & de sa dignité & jusqu'à quel point les concepts qu'il a de ces choses sont encore les mêmes. Nous n'imaginons absolument pas combien ces concepts dépendent de l'état habituel, normal, de notre corps. (…) Nous ne savons pas que nous nous trouvons sur un mince rocher élevé, & entouré de précipices où tout apparaît entièrement différent », *Carnets de Cambridge et de Skolden*, 28 janvier 1932, trad. fr. et présentation J.-P. Cometti, Paris, P.U.F., 1999, p. 90 ; *Cf.* la reprise qu'en fait Michel Naepels, *Dans la détresse. Une anthropologie de la vulnérabilité*, Paris, Éditions de l'EHESS, 2019, p. 14-15.

Cette interrogation peut par ailleurs nourrir l'attention particulière que William James appelait de ses vœux, au sujet « des questions » ou « des formes de l'expérience de type existentiel qui donnent une résonance différente aux effets pratiques de nos actions »[1]. En effet, ces formes de l'expérience incluent sans doute tout spécialement la confrontation à ces maladies qui bouleversent le cours ordinaire de l'existence et amènent à la perspective d'une mort prochaine.

La philosophie peut encore s'intéresser à l'expérience de telles maladies en tant qu'elle fait l'objet d'un soin de nature médicale, parce qu'elle est animée par le souhait d'éclairer la pratique médicale, les fondements, les formes et les finalités du soin et de l'organisation des systèmes de santé, non du haut d'une position surplombante, mais parce qu'elle peut apporter, à travers son corpus, les questions qu'elle formule et son travail conceptuel et argumentatif, une contribution à la réflexivité que la pratique médicale déploie sur elle-même.

Ce travail est essentiel, comme le souligne Jean-Marc Mouillie, et en réalité, il excède cette pratique médicale proprement dite. Plus largement, il porte sur la manière dont une société prend soin de ses malades et de ses mourants :

> Analyser en commun une situation, expliquer une prescription, ouvrir des choix, partager la compréhension relève d'une logique de solidarité et de respect des personnes sans laquelle le soin perdrait de son sens. La médecine ne consiste pas, ou pas simplement, à *réparer* le vivant. Elle aide, rassure, soutient un semblable. Elle répond à des demandes individuelles et sociales, claires ou diffuses. Elle subit des influences, en exerce, met en jeu des valeurs, des croyances, plonge parfois au cœur des vies et projette des significations sur l'existence humaine. Aucun de ses gestes n'est anodin. Et il lui faut se penser pour répondre de son sens[2].

1. J.-P. Cometti, *Qu'est-ce que le pragmatisme ?*, Paris, Folio-Gallimard, 2010, p. 20. J.-P. Cometti évoque ici la réflexion développée par James dans *La volonté de croire* [1916], trad. fr. L. Moulin, Paris, Les Empêcheurs de tourner en rond, 2005.
2. J.-M. Mouillie, *L'éthique du préférable partageable. Lecture du principisme*, Paris, Les Belles Lettres, « Médecine et sciences humaines », 2019, p. 45.

Cet essai a été écrit pour contribuer à ce travail philosophique. Certains voient dans ce travail une forme de soin du monde[1]. Si cette vision fait sens ici – c'est au lecteur d'en décider! –, ce sera liée à certains de ses aspects : la description des phénomènes à laquelle la philosophie se consacre, sa propension à soulever des questions éthiques, à rechercher, formuler, analyser les arguments pour fonder telle ou telle prise de position, à forger des concepts et des théories qui, eu égard à l'expérience de la maladie, constituent aussi des visions du monde et des anthropologies.

En particulier, cet essai repose sur l'hypothèse selon laquelle l'éthique du care peut substantiellement éclairer les orientations normatives de la médecine actuelle et la manière dont nous concevons collectivement sa place dans la société, aujourd'hui et pour l'avenir.

Afin de situer cette hypothèse, il n'est pas inutile de commencer par un bref excursus autobiographique. J'ai découvert l'éthique du care à la fin des années 2000 notamment grâce à la réception qu'en ont proposée, en France, Sandra Laugier (philosophe), Patricia Paperman (sociologue) et Pascale Molinier (psychologue), ainsi que Fabienne Brugère (philosophe). À ce moment, j'en ai avant tout retenu la critique de la vision atomisée de l'individu et l'insistance sur les liens d'interdépendance entre les êtres humains. J'appréciais l'élargissement qu'un tel courant de pensée offrait en direction d'autres espaces que ceux classiquement abordés par la philosophie politique – l'espace public, les cours de justice, les institutions gouvernementales, les marges de l'espace social et politique : notamment, l'espace domestique. J'étais également très intéressée pour un pan de mes travaux par une autre ouverture en direction d'une réflexion sur le lien aux animaux, au vivant et à l'environnement. À travers cette ouverture, cette éthique rejoignait d'autres courants de pensée qui, notamment sous l'impulsion de Catherine Larrère, ont mis un certain temps, pour ne pas dire un temps certain, à

---

1. J. Tronto, *Un monde vulnérable. Pour une politique du care* [1993], trad. fr. H. Maury, Paris, La Découverte, 2009.

ancrer et légitimer les questionnements philosophiques relatifs à l'environnement dans la communauté philosophique française.

Mais je laissais de côté l'éthique du care pour aborder les enjeux de philosophie de la médecine et de la santé. En effet, comme en témoigne la discussion sur la traduction du terme de « *care* » en français, la mobilisation de cette éthique ne va pas de soi pour ces enjeux. Ainsi, Sandra Laugier, Patricia Paperman et Pascale Molinier ont argumenté d'emblée en faveur du choix de *ne pas* traduire le terme anglais « *care* » par celui de « soin », afin de ne pas en dissoudre la signification et la portée extra-médicales, ce dernier terme se laissant difficilement dissocier de la médecine en contexte français. Avec audace, elles ont préconisé l'usage, sans italique ni guillemets, du terme care dans les sciences humaines et sociales en langue française – option qui ne fait pas consensus mais que je retiendrai ici, afin de garder toujours à l'esprit le non recouvrement du terme anglais « *care* » tel que l'éthique du care l'envisage et du terme « soin » en français.

Pourtant, l'éthique du care a été rapidement présentée et analysée, par exemple dans l'ouvrage coordonné par Lazare Benaroyo, Céline Lefève, Jean-Christophe Mino et Frédéric Worms, *La philosophie du soin – éthique, médecine et société* (2010), comme l'une des ressources théoriques pour envisager la relation de soin en contexte médical ou dans des maisons de retraite, aux côtés de l'herméneutique, de l'éthique de la responsabilité, de l'éthique narrative, de la théorisation pragmatique et de la philosophie du soin développée par Frédéric Worms[1].

Par ailleurs, Annemarie Mol, dont les travaux sont bien connus en France, présente ses analyses de la décision médicale et de la relation entre patient et médecin en termes de « *care* », par exemple

---

1. F. Brugère, « L'éthique du care : entre sollicitude et soin, dispositions et pratiques », dans L. Benaroyo, C. Lefève, J.-Ch. Mino et F. Worms (dir.), *La philosophie du soin. Éthique, médecine et société*, Paris, P.U.F., 2010, p. 69-86.

dans *The Logic of Care* (2008)[1]. Et c'est la sémantique du « soin » qui est retenue pour la traduction en français de son ouvrage. A. Mol est ainsi connue comme la théoricienne d'une forme élargie du soin/« *care* », bricolée au fil du temps et co-conçue par le patient et l'équipe médicale, qu'elle envisage comme la bonne forme du soin. En effet, elle estime dans le contexte des années 2000 que le soin médical a été mis en danger par d'autres logiques normatives, en particulier celui destiné aux personnes atteintes de condition chronique en contexte hospitalier. Selon elle, il conviendrait aujourd'hui de renoncer à s'en tenir à la critique du paternalisme développée depuis les années 1960 sur le milieu médical. Cette critique a incontestablement joué un rôle crucial dans l'évolution de la relation patient/médecin. Mais pour elle, une telle critique tourne désormais à vide, est devenue « mécanique »[2] et a, en outre, un effet contre-productif : celui de dissimuler l'importance d'une logique du soin/« *care* » – selon la traduction française – par rapport à une logique du choix.

Sa défense de la logique du soin est en réalité organisée contre deux autres logiques, celle du choix, que nous venons d'évoquer, mais aussi celle que l'on associe aux droits du citoyen. Il ne s'agit pas pour elle d'en nier le rôle et l'importance pour l'évolution de la décision médicale, mais d'indiquer que le soin médical ne peut s'y réduire et doit laisser place, de façon centrale, à la logique du soin/« *care* ». Celle-ci permet tout d'abord de reconnaître la personne malade en tant que telle – et non le client ou le détenteur de droits : une personne qui n'a pas demandé à être malade, souffre et a besoin de soin[3]. Ensuite, dans le contexte de la chronicité, la notion de soin/« *care* » n'est pas associée à la passivité car le patient

---

1. A. Mol, *Ce que soigner veut dire. Repenser le libre choix du patient*, Paris, Presses des Mines, 2009. L'édition qui sera ici utilisée est l'édition mise en ligne en 2013, sous le titre *Ce que soigner veut dire : Les patients, la vie quotidienne et les limites du choix*, publiée aux Presses des Mines via OpenEdition, 2013.

2. *Ibid.*, chap. VI.

3. *Ibid.*, chap. II.

accomplit lui-même, en sus de l'infirmière, du médecin, etc., des actes de soin[1].

Le soin/« *care* » renvoie donc selon elle à des activités qui impliquent une pluralité de personnes, y compris la personne malade, et parfois des activités conjointes pour mettre fin ou stabiliser un état dont on ne peut pas vraiment contrôler l'évolution. A. Mol insiste sur ce point : « L'art du soin, dès lors, est d'agir sans chercher à contrôler »[2]. L'action individuelle et collective prend de ce fait la forme de tentatives, d'expériences, et recèle des tâtonnements[3]. Ces activités peuvent aussi éventuellement reposer sur l'usage de technologies, qu'il s'agit d'adapter à la vie de la personne[4], de la même manière que, dans la logique du soin, l'on n'utilise pas de façon uniforme et directe une information diagnostique ou pronostique à l'égard de tous les patients, mais on la reformule et on la « traduit »[5] pour chacun d'entre eux.

A. Mol donne donc un contenu substantiel à l'idée de logique du soin/« *care* » et elle formule une proposition normative forte qui, sans se confondre avec l'éthique du care, fait du soin/« *care* » un paradigme clé pour les institutions médicales ou médicalisées et le soin à domicile pour des personnes malades et/ou en perte d'autonomie.

En dépit de ces ouvertures théoriques, j'ai résisté à mobiliser l'éthique du care dans mes réflexions de philosophie de la médecine. C'est qu'il y a, du côté de l'éthique du care dans la réception qu'en ont proposée Sandra Laugier, Patricia Paperman et Pascale Molinier, de solides arguments pour étayer cette résistance. Le choix de traduction – ou plutôt de non traduction – évoqué précédemment s'ancre en effet dans une relation, semble-t-il complexe, de l'éthique du care avec les contextes médicaux, et peut-être à un moindre égard avec le soin médical prodigué à domicile. Ces contextes n'apparaissent

---

1. A. Mol, *Ce que soigner veut dire*, *op. cit.*
2. *Ibid.*
3. *Ibid.*, chap. IV.
4. *Ibid.*
5. *Ibid.*, chap. VI.

pas constituer des espaces particulièrement pertinents pour explorer le sens et les implications du care et cela, pour des raisons de fond.

Une première raison tient au choix d'élargir la pensée du care à la vie humaine en général, à toutes les vies, qu'elles soient malades ou pas, et à la mise en avant de la dépendance et de la vulnérabilité de toutes et tous :

> Prendre la mesure de la centralité du *care*, non seulement comme dimension de la moralité mais comme dimension de la vie humaine, permet de reconnaître, de façon plus « réaliste » que ne le font les théories sociales et morales majoritaires, que la dépendance et la vulnérabilité ne sont pas des accidents de parcours qui n'arrivent qu'aux « autres », quels qu'ils soient : ce sont des traits de la condition de tout un chacun, même si les mieux lotis ont la capacité d'en estomper ou d'en nier l'acuité[1].

À ce point, qui fait de la pensée du care une réflexion sur la condition humaine, s'ajoute une seconde raison : celle qui conduit à mettre en avant d'autres espaces et en particulier l'espace domestique, les relations quotidiennes dans les familles (ménage, cuisine, éducation des enfants, jeux, expression de l'affection, etc.) que la philosophie politique et morale tend à négliger. Selon Sandra Laugier, la pensée du care

> s'attache à défaire l'évidence d'un *care* qui serait réservé aux plus démunis, aux malades, aux handicapés ou aux personnes âgées dépendantes. Elle fait surtout revenir dans le champ de la pensée ces relations qui passent, avec une facilité déconcertante, à la trappe des théories sociales et morales : les relations parentales et le travail avec les enfants à la maison. Là où commence la vie humaine avec le quotidien des corps, l'affection et ses ratés, l'apprentissage du souci d'autrui dans la famille ou son échec, l'éducation morale du futur membre de la société[2].

---

1. S. Laugier, « Le sujet du *care* : vulnérabilité et expression ordinaire », dans P. Molinier, S. Laugier, P. Paperman, *Qu'est-ce que le* care ? *Souci des autres, sensibilité, responsabilité*, Paris, Payot, 2009, p. 161.

2. *Ibid.*, p. 163.

Ces deux raisons rendent aussi compte de l'opposition à la traduction du terme « *care* » en français par le terme de soin, que nous avons évoquée plus haut, dans la mesure où celui-ci est susceptible de renvoyer, en raison de ses usages les plus fréquents en français, à « une version médicalisée et inégalitaire de l'attention [1] ».

C'est à l'occasion d'un dossier coordonné par Juliette Ferry-Danini et Élodie Giroux pour les *Archives de philosophie* paru en 2020, que j'ai eu l'opportunité de revenir sur cette réception et de faire évoluer mon regard sur ce que pourrait l'éthique du care pour la philosophie de la médecine et de la santé [2]. Ma contribution à ce dossier m'a permis de mieux analyser la place effectivement complexe qu'occupe le soin médical dans l'éthique du care. Ainsi, les situations requérant un soin médical ne sont pas absentes de la gamme d'exemples présents dans la pensée du care. Songeons par exemple au care évoqué par Joan Tronto à l'égard des personnes atteintes du sida, sous ses quatre volets « se soucier de, se charger de, prendre soin et recevoir des soins » sur lesquels nous allons revenir [3]. Mais il faut simplement accepter que ce type de care, comme nous le disions, n'occupe pas une place privilégiée dans et pour l'éthique du care.

L'on observe en outre que le care prodigué à des personnes malades et/ou en perte d'autonomie est souvent évoqué dans des lieux qui ne sont pas des institutions de soin et pas non plus nécessairement leur domicile. Ainsi, l'ouvrage *Face aux désastres – une conversation à quatre voix sur la folie, le* care *et les grandes détresses collectives* relate et commente des enquêtes sur des personnes en situation de détresse, notamment sur le plan de la santé mentale, et des situations inscrites dans des « circonstances extraordinaires » : par exemple, à la Nouvelle Orléans, après Katrina, dans l'enquête d'Anne M. Lovell

---

1. S. Laugier, « Le sujet du *care* : vulnérabilité et expression ordinaire », dans P. Molinier, S. Laugier, P. Paperman, *Qu'est-ce que le* care? *Souci des autres, sensibilité, responsabilité, op. cit.*, p. 161.

2. J. Ferry-Danini et É. Giroux (coord.), « La médecine et ses humanismes », *Archives de philosophie* 83, 2020.

3. J. Tronto, *Un monde vulnérable. Pour une politique du care, op. cit.*, p. 147.

ou dans un quartier pauvre de Delhi, dans celle de Veena Das[1]. Les travaux d'Anne Gonon sur les corps irradiés à Fukushima illustrent aussi une telle perspective de l'éthique du care, en se concentrant sur les corps abimés de manière irrémédiable, sans mettre l'accent sur les institutions médicales ou médicalisées[2].

L'éthique du care ne ferme donc pas la porte aux situations de soin médical, mais à condition de ne pas accorder aux pratiques médicales un statut privilégié par rapport à d'autres pratiques « *caring* » et de ne pas considérer que les institutions médicales ou médicalisées sont les lieux par excellence du care.

Une fois ceci explicité, il devient possible de considérer l'éthique du care comme une ressource pour la réflexion en philosophie de la médecine. Il apparaît alors très rapidement qu'elle a des implications substantielles pour ce pan de la philosophie. En effet, tout d'abord, pour une telle pensée, la dépendance et la vulnérabilité sont des traits de la condition humaine : autrement dit, cette éthique réinscrit les gestes du soin à la personne malade et/ou en perte d'autonomie dans tout un ensemble d'activités et de pratiques qui renvoient tous à une certaine conception de la condition humaine. L'éthique du care relie donc le travail du care médical à cette dernière et fait qu'il est concerné au premier chef par elle.

De plus, cette réinscription ne dissout pas les gestes des professionnels de santé, le soin médical, dans une espèce de grand tout du care, comme s'il n'était plus nécessaire de distinguer différents types de geste, mais elle les resitue dans un ensemble qui, par définition, excède le domaine de la médecine et des professions de santé. Le point commun de tous ces gestes est, selon l'éthique du

---

1. A. M. Lovell, S. Pandolfo, V. Das, S. Laugier (dir.), *Face aux désastres. Une conversation à quatre voix sur la folie, le* care *et les grandes détresses collectives*, Paris, Ithaque, 2013.

2. A. Gonon, « Quelles vies pour les corps irradiés ? Désorientation et résistance après l'accident nucléaire de Fukushima », *Raison publique*, 2015. Accessible en ligne : http://raison-publique.fr/article770.html, consulté le 29 août 2019 ; et « L'espace de la catastrophe. Naissance de sujets et nouvelles formes de vie », dans E. Ferrarese et S. Laugier (dir.), *Formes de vie*, Paris, CNRS Éditions, 2018, p. 325-337.

care, qu'ils constituent tous des formes de soutien à la vie, parfois en des moments décisifs ou au long cours, dans la vie ordinaire des personnes et le quotidien le plus trivial comme dans les moments où la santé est défaillante, où la dépendance à autrui s'accroît, y compris pour effectuer les actes les plus simples de la vie. Ces gestes renvoient à des activités et des pratiques déployées en soutien à la vie – soutien qui, selon Berenice Fischer et Joan Tronto, constitue le cœur même de la définition du care :

> Plutôt que de soumettre à discussion les multiples utilisations du terme de *care* (« sollicitude/soin »), je proposerai cette définition élaborée par Berenice Fischer et moi-même : Au niveau le plus général, nous suggérons que le *care* soit considéré comme *une activité générique qui comprend tout ce que nous faisons pour maintenir, perpétuer et réparer notre « monde », en sorte que nous puissions y vivre aussi bien que possible.* Ce monde comprend nos corps, nous-mêmes et notre environnement, tous éléments que nous cherchons à relier en un réseau complexe, en soutien à la vie [1].

En contexte médical, le care désigne donc dans cette perspective un ensemble très divers de soins, qu'ils débouchent ou non sur la guérison de la maladie – nous reviendrons par la suite sur ce point.

Une première implication de cette définition pour la philosophie de la médecine réside dans un nivellement – en un sens positif du terme – des différents gestes accomplis, actions entreprises, décisions prises dans le contexte d'une prise en charge médicale, ou pour le dire autrement, dans la subsomption de ceux-ci sous une même catégorie conceptuelle, celle de care : dans la perspective de l'éthique du care, il faut en effet d'emblée envisager ensemble des « gestes » de natures diverses, qui vont de l'opération chirurgicale au lavement de corps, de la pose d'une perfusion ou d'une sonde au fait d'aider quelqu'un à manger, de l'élaboration de la bonne décision à prendre en matière thérapeutique à celle d'une organisation de vie appropriée à l'état de santé de la personne.

---

1. J. Tronto, *Un monde vulnérable. Pour une politique du care, op. cit.*, p. 143.

Une deuxième implication pour la philosophie de la médecine est la nécessité de ne pas seulement envisager ces gestes et ces pratiques dans les espaces traditionnels du soin médical, notamment l'hôpital, et de ne pas les relier seulement aux compétences des professionnels de santé. En réalité, ces gestes et pratiques mobilisent des compétences et des savoirs divers, de nature pratique comme scientifique, des savoirs professionnels et des savoirs profanes, liés à l'accompagnement par un proche au long cours, et souvent aussi des objets et des technologies ; ils impliquent une pluralité de professions et de spécialités, sont accomplis à l'hôpital, en établissement d'hébergement pour personnes âgées, à domicile ; ils renvoient à un ensemble de relations humaines, de technologies et d'objets.

Ces implications ont déjà été bien identifiées par la recherche menée ces dernières années en sciences sociales et humaines sur des situations de soin en contexte médical, ou liées à la prise en charge d'une pathologie ou d'une situation de handicap à domicile ou en institution destinée à accueillir les personnes âgées et dépendantes [1]. Ce n'est donc pas sur elles que je voudrais concentrer ici mon attention.

Je vais mobiliser ici les ressources de l'éthique du care d'une autre manière, complémentaire. Outre la définition générale du care que je viens de rappeler, Joan Tronto a aussi caractérisé les différentes manières dont ce dernier se décline selon elle : celle du *caring about*, qui implique la reconnaissance d'un besoin et de la nécessité de le satisfaire ; celle du *taking care of/caring for*, qui implique le fait d'assumer la responsabilité de répondre au besoin identifié ; celle du *care-giving*, qui recouvre la pratique du soin en elle-même ; et enfin celle du *care-receiving*, qui attire notre attention sur l'aptitude à recevoir des soins et les réactions qui en découlent [2].

---

1. Voir notamment à ce sujet les travaux de A. Dammame, P. Paperman et P. Molinier, ainsi que les analyses proposées autour de l'idée d'un « care technologique », par exemple dans A. Mol, I. Moser, J. Pols (eds.), *Care in Practice: On Tinkering in Clinics, Homes and Farms*, London, Transcript Verlag, 2010.

2. J. Tronto, *Un monde vulnérable. Pour une politique du care*, *op. cit.*, p. 151.

Un cinquième volet, celui du *caring with*, a été proposé et formalisé dans un ouvrage ultérieur (2013), qui permet aussi de situer ces enjeux dans une perspective politique, de décision collective et d'articulation entre les niveaux « macro », organisationnels, du care et les gestes individuels accomplis par les uns et les autres, y compris dans l'espace domestique[1].

Mon souhait de mobiliser les ressources de l'éthique du care tient à la raison suivante. Tout d'abord, tant la définition générale que cette caractérisation des différentes déclinaisons du care sont à mon sens des outils de qualification conceptuelle pertinents pour décrire, sur un plan éthique, des évolutions et des enjeux structurants pour la médecine depuis une cinquantaine d'années.

Je parle de « médecine » en général ici et dans la suite de cet essai par commodité de langage. Derrière ce terme se dissimule tous les professionnels de santé, et non seulement les acteurs du care médical mais aussi les institutions et lieux où ce care est prodigué – lieux qui peuvent d'ailleurs inclure le domicile des personnes malades, par exemple dans le cadre d'une hospitalisation à domicile, ou d'une prise en charge palliative à domicile en fin de vie, ou d'une vie plus ou moins médicalisée et aidée et dont l'espace domestique est devenu le centre, les maisons de retraite et les établissements d'hébergement pour personnes âgées dépendantes, etc.

Sans aucun doute, il conviendrait d'ajuster les idées qui vont être développées dans la présente réflexion à tel ou tel aspect, acteur, institution de façon précise. Cependant, je pense que le niveau de généralité dans lequel je me situe ici en parlant de « médecine » tire sa validité du fait que ces évolutions et ces enjeux éthiques sont eux-mêmes formulés à partir d'une discussion qui se déploie dans une série de cercles collectifs – des professionnels de santé à la société tout entière, et qu'ils ont parfois fait l'objet de lois concernant la pratique médicale en général et structuré les politiques de santé. En outre, ces évolutions concernent tous les acteurs et institutions

---

1. J. Tronto, *Caring democracy. Markets, Equality and Justice*, New York-London, New York University Press, 2013.

du soin médical et en réalité, de nouveau, la société tout entière lorsqu'elle se pose la question : *quelle médecine voulons-nous ?*[1].

Ces outils conceptuels permettent d'éclairer le sens et les implications éthiques de telles évolutions et de tels enjeux, en particulier au regard de l'intérêt que la philosophie porte à l'expérience de la maladie en tant qu'elle fait l'objet d'un soin : comme nous le disions au début de cette introduction, en vue de contribuer à un travail réflexif de la médecine et de la société sur la manière dont cette dernière prend soin des malades et des mourants.

La thèse qui sera défendue dans cet essai est que de telles évolutions et la réponse qui a été ou est donnée actuellement à ces enjeux ont conduit le soin de nature médicale à adopter des orientations normatives de plus en plus proches de l'éthique du care. Il convient d'expliciter cette proximité et de faire sortir la médecine des habits de M. Jourdain qui fait de la prose sans le savoir !

En particulier, un sujet requiert une attention toute particulière car il occupe une place centrale dans les problématiques sociétales et médicales actuelles, tout en paraissant hors champ dans une approche centrée sur l'idée d'un soutien à la vie : celui de la fin de vie. Rien n'est dit à son sujet dans la définition générale du soin/« care », alors que A. Mol, par exemple, conclut sa réflexion sur la logique du soin en soulignant sa valeur morale et l'inscription du « care » dans un monde où les êtres humains sont « absorbés » et auquel ils « participent », « avec <leur> corps et tout le reste, jusqu'à l'heure de leur mort »[2].

Certes, dans une histoire de la médecine rattachée au corpus hippocratique comme à sa pierre fondatrice, le soutien à la vie, sa préservation, et plus encore sa préservation en bonne santé, apparaît comme la vocation par excellence de la médecine, comme le rappelle ce passage emblématique du *Serment* :

1. I. Bazsanger, M. Bungener et A. Paillet (dir.), *Quelle médecine voulons-nous ?*, Paris, La Dispute, 2002.

2. A. Mol, *Ce que soigner veut dire. Repenser le libre choix du patient*, *op. cit.*, chap. VI.

> Je dirigerai le régime des malades à leur avantage, suivant mes forces et mon jugement, et je m'abstiendrai de tout mal et de toute injustice. Je ne remettrai à personne du poison, si on m'en demande, ni ne prendrai l'initiative d'un pessaire abortif[1].

Pourtant, il ne peut être question d'écarter l'enjeu de la fin de vie. Il faut plutôt s'interroger sur ce que peut signifier, à ce moment, l'idée d'un soutien à la vie. Les questions que permet de poser l'éthique de care – de quelle manière la médecine soutient-elle la vie? Le fait-elle toujours de la même manière? Quel est le sens pour ceux qui la pratiquent de l'idée d'un soutien à la vie? – doivent l'être jusqu'au moment du décès.

En outre, l'éthique du care offre des ressources conceptuelles pour décrire une orientation de la médecine qui est peut-être antérieure aux cinquante dernières années, mais a été inscrite avec constance et résolution dans les choix législatifs et éthiques clé au sujet de la valeur de la vie humaine après la seconde guerre mondiale au sein de plusieurs sociétés[2]. Cette orientation conduit à ne pas considérer qu'une forme de vie vaut plus la peine d'être vécue que d'autres et à empêcher que des décisions médicales soient fondées sur une telle hiérarchisation entre diverses formes de la vie humaine. Une telle orientation a été rendue explicite à plusieurs reprises au cours des dernières décennies, car elle ne va pas sans tensions, par exemple dans le domaine de la procréation ou de la fin de vie. L'on peut revenir à cette orientation et aux discussions qu'elle suscite en explorant la définition du care proposée par Berenice Fischer et Joan Tronto, au-delà de son apparente clarté : que signifie « vivre aussi bien que possible » ? Qu'est-ce que « la vie » ou quelle est « la vie » soutenue par toutes sortes de gestes et de pratiques?

Par ailleurs, « le monde » envisagé par Berenice Fischer et Joan Tronto comprend « nos corps, nous-mêmes et notre environnement ». Ce propos nous conduira à explorer les liens entre

---

1. Hippocrate, *Connaître, soigner, aimer. Le Serment et autres textes*, prés. J. Salem, Paris, Seuil, 1999, p. 18.

2. Sur ce point, je me permets de renvoyer à mon ouvrage, *La valeur de la vie*, Paris, Les Belles Lettres, 2010.

médecine et écologie. Là encore, il faut aller au-delà de la simplicité apparente de la définition pour comprendre les implications de la notion de vie mise en avant par cette définition pour la médecine.

Enfin, l'éthique du care nous invite, à travers les réflexions développées par J. Tronto sur l'idée de « *caring democracy* », à tirer les conséquences politiques (en termes organisationnels, économiques, législatifs, etc.) des orientations normatives qu'elle promeut et partant, elle attire notre attention sur ce qui manque encore dans les politiques de santé, leur mise en œuvre et l'encadrement légal fondé sur certains choix éthiques des pratiques et de la décision médicale, en dépit des évolutions des dernières décennies, lorsque la médecine semble pourtant avoir fait le choix de suivre de telles orientations.

Pour résumer, la démarche adoptée ici vise à déployer la signification de l'éthique du care et de chacun de ses volets – *caring about* ; *taking care of/caring for* ; *care-giving* ; *care-receiving* ; *caring with*, sans négliger les perspectives ouvertes par l'idée de « *caring democracy* », en contexte médical, et à partir de celle-ci, d'expliciter les orientations éthiques présentes de la médecine, les enjeux qui en découlent et les conséquences qui leur sont associées pour la conception et le financement des politiques de santé.

Les cinq chapitres qui suivent explorent cette signification de l'éthique du care dans un contexte spécifique, celui de la France, qui m'est le plus familier. Je l'appréhende à travers un ensemble de textes – lois et textes règlementaires, avis éthiques, corpus philosophique et de bioéthique, témoignages, récit et témoignages. S'il est illusoire de faire comme si mon propos était d'emblée généralisable à d'autres contextes, j'espère qu'il permettra de formuler des questions, des enjeux et des propositions pertinentes pour ceux-ci : c'est l'ambition que poursuit A. Mol dans ses enquêtes philosophiques ancrées [1], et je la reprends à mon compte ici.

---

1. A. Mol, *The Body Multiple. Ontology in Medical Practice*, Durham (NC), Duke University Press, 2003.

J'ai déjà pu m'expliquer des raisons de cette démarche contextualisée dans des travaux précédents[1]. Sur le plan de la démarche, il y aurait en outre à commenter le recours que je fais ici à la littérature et au témoignage (la distinction entre les deux appelant elle-même une discussion) dans une analyse philosophique. Mais je n'ai pas souhaité engager ici une telle discussion méthodologique afin de rester concentrée sur mon propos. Elle sera élaborée ailleurs et je mentionnerai ici simplement, pour situer ce parti-pris épistémologique et éthique qui conduit à considérer des textes « littéraires » comme des formes de connaissance, les travaux de Martha Nussbaum, Hilde Lindemann et Iris Murdoch, auxquels se rattache ma démarche[2].

En nous ancrant dans le contexte français, j'analyserai tout d'abord comment la médecine a intégré depuis les années 1980 (au moins) un certain renoncement à guérir certaines pathologies et a développé un positionnement à l'égard des patients mourants. Loin de réduire son champ d'exercice, ces deux éléments ont au contraire élargi l'espace du soin médical, en ont réorienté le sens. Ils ont contribué à situer l'exercice de la médecine dans un ensemble de pratiques et gestes relevant tous de ce que l'éthique du care désigne à travers ce terme. J'examinerai notamment dans ce chapitre l'usage d'un terme qui semble capturer, d'abord de façon négative, puis positive, l'esprit de cette nouvelle médecine dans les textes légaux et les avis éthiques : celui d'accompagnement ; et je dédierai une attention toute particulière à la médecine de la fin de vie, car l'idée d'une médecine qui soutient la vie quand celle-ci s'achève mérite, parce qu'elle manque d'évidence, un examen particulier.

Dans le second chapitre, j'aborderai un enjeu qui a occupé, et occupe encore une partie notable des discussions publiques et professionnelles relatives à l'exercice de la médecine, celui de

1. M. Gaille, *La valeur de la vie*, *op. cit.*, 2010.
2. M. Nussbaum, *La connaissance de l'amour*, trad. fr. S. Chavel, Paris, Cerf, 2010 ; H. Lindemann, *Holding and Letting Go: The Social Practice of Personal Identities*, New York, Oxford University Press, 2014 ; I. Murdoch, *L'attention romanesque : écrits sur la littérature et la philosophie*, trad. fr. D.-A. Canal, Paris, La Table Ronde, 2005.

la position du patient dans la relation de soin, quelle que soit la pathologie considérée et que l'on soit ou pas en fin de vie. Nous verrons comme la réflexion a d'abord fait place à l'idée d'une écoute du patient et comment cette idée a pu révéler ses limites au profit d'un repositionnement du patient, désormais acteur de la décision médicale qui le concerne, d'une reconnaissance des tensions suscitées par ce repositionnement. Je m'intéresserai, pour illustrer cette évolution toujours en cours, à l'histoire récente des pratiques dites d'éducation thérapeutique et aux discussions qu'elles suscitent quant à leurs orientations et au modèle pédagogique qui les fondent. De telles discussions sont en effet paradigmatiques des lignes de partage qui s'expriment au sujet de cet enjeu de la position du patient dans la relation de soin Ainsi, nous aurons l'occasion d'analyser les implications du modèle partenarial de la relation patient/médecin et la norme qu'il pourrait constituer pour une telle relation.

L'éthique du care permet par ailleurs de prendre la mesure de ce que j'appellerai la *métis* du care. Venir en soutien à la vie ne va pas toujours de soi : parce qu'il faut parfois ruser pour soigner avec le patient ; parce que la vie apparaît comme suspendue dans certains états pathologiques ; parce que les patients ne manifestent pas toujours l'envie de rentrer dans une relation de soin telle que l'éthique du care permet de l'envisager, etc. Afin d'éclairer ce point, le chapitre III propose une analyse du « *caregiving* » en contexte médical afin d'en expliciter la richesse de sens et les dimensions variées. Il développe une analyse des ajustements du care, et des conflits éthiques qui ont souvent cours dans ces processus d'ajustement. En revenant aux situations de fin de vie, mais plus généralement aux longues vieillesses, ce chapitre met en avant une orientation pour la médecine proche de l'éthique du care lorsqu'elle définit celle-ci comme ce qui permet ou cherche à aider à vivre « aussi bien que possible ». Et il émet l'hypothèse selon laquelle une telle proposition a une portée élargie pour la médecine qui lui permet de déployer le care pour toutes les formes de vie et d'états pathologiques.

Par ailleurs, il nous faut également nous tourner vers le sens de la vie que l'éthique du care entend soutenir. En effet, la définition rappelée plus haut ne nous donne guère d'indices sur ce sens, si ce n'est qu'elle envisage la vie des êtres humains – « nos corps, nous-mêmes » – mais aussi peut-être d'autres vies. Cette relative indétermination n'est pas un non-choix, ou un choix par défaut. Elle exprime au contraire un positionnement qui refuse de hiérarchiser les différentes formes de vie humaine et entend soutenir également chacune d'entre elles, sans préférence conférée à telle ou telle conception de la valeur de la vie humaine. Or, ce positionnement, comme nous le verrons dans le chapitre IV, constitue une option fondamentale pour qui s'intéresse aux usages de l'idée de valeur de la vie dans les décisions médicales et les politiques de santé. Elle est celle retenue, sur le plan des principes, dans le cadre légal français qui ne soumet aucune décision médicale à la définition a priori d'un seuil de la vie valant d'être vécue ; mais elle fait aussi l'objet de discussions éthiques soutenues depuis plusieurs décennies, qui voient s'affronter des visions antagonistes de la valeur de la vie. Dans ce chapitre IV, nous reviendrons sur ce positionnement et ces discussions, à la lumière d'une analyse de la pandémie en cours de covid-19 et de sa gestion politique. Même si nous manquons de recul à son sujet, ce contexte me paraît être un espace d'exception auquel se référer pour déployer la réflexion sur l'enjeu éthique que constituent la définition de la vie humaine et l'appréciation de ce qui fait sa valeur.

Enfin, cette question du sens de la vie que l'éthique du care entend soutenir n'est pas épuisée par une telle réflexion sur la vie humaine. En effet, la définition du care proposée par Berenice Fischer et Joan Tronto met en avant l'idée d'un soutien à la vie dans un sens très large ou indéterminé de ce terme, en excédant le royaume des humains et en ouvrant à la considération de l'environnement et du vivant non humain. L'on pourrait considérer que cet aspect est hors sujet dans cet essai et concerne la philosophie de l'environnement. Le chapitre V revient cependant sur cet aspect et s'attache à montrer qu'il n'en est rien : au contraire, en adoptant ce sens élargi de la notion de vie, l'éthique du care permet d'éclairer un mouvement actuel qui se développe depuis quelques années en médecine, notamment en lien avec les conséquences sanitaires du changement climatique, et qui s'est également manifesté dans le contexte de la pandémie de covid-19 : celui d'une réflexion liée à l'idée de santé planétaire, qui conduit à proposer l'idée d'une médecine écologique, soignant des êtres humains conçus comme des êtres interdépendants avec les autres espèces animales et le vivant en général. Sans se confondre, le care environnemental et le care médical peuvent être dans cette perspective appréhendés comme des activités connexes et solidaires l'une de l'autre.

CHAPITRE PREMIER

ACCOMPAGNER LES MALADES INCURABLES
ET LES MOURANTS

> Bien, alors, le service en deux mots, c'est beaucoup de
> personnes âgées en fin de vie, je ne te le cache pas, donc
> beaucoup d'accompagnement[1].

Comme nous l'avons rappelé dans l'introduction, l'éthique du care s'attache tout d'abord à identifier, observer et décrire tout un ensemble de pratiques qui implique la reconnaissance d'un besoin et de la nécessité de le satisfaire (*caring about*), le fait d'assumer la responsabilité de répondre au besoin identifié (*taking care of/caring for*), la pratique du soin en elle-même (*care-giving*), sans négliger les réactions associées au *care-receiving*. Notre hypothèse dans ce chapitre est que la médecine a progressivement mis en œuvre, depuis quelques décennies, quelque chose qui s'apparente au care, même lorsque le terme n'est pas repris, envers des malades incurables et des mourants. L'analyse de l'usage et des significations du terme d'accompagnement pour décrire cette pratique distincte d'une médecine seulement déterminée par l'ambition de la guérison nous permettra d'étayer cette hypothèse. Les formes du soin médical, loin d'être figées, apparaissent ainsi évolutives, susceptibles d'accueillir des compétences, voire des métiers, d'intégrer des tâches et de viser des finalités qui élargissent et enrichissent la pratique des professionnels de santé, afin de venir en soutien à la vie de personnes qui se trouvent dans des états pathologiques incurables, voire proches de la mort.

---

1. *Hippocrate*, film de Thomas Lilti, 2014 (proposé énoncé par le « grand professeur » qui présente le service au stagiaire), 2'17-2'19.

Dans les cinquante dernières années, l'apparition du virus de l'immunodéficience humaine ou VIH-1 au début des années 1980 a sans doute joué un rôle clé dans l'émergence d'une médecine qui renonce à guérir les malades tout en continuant à les suivre et à s'en occuper. Commençons par évoquer un récit qui permet d'appréhender de façon concrète, du point de vue du patient, ce renoncement qui ne ressemble en rien à un abandon. *À l'ami qui ne m'a pas sauvé la vie* d'Hervé Guibert retrace de façon emblématique la conversion d'un professionnel vers une telle médecine. Ce récit met en scène un médecin qui ne cherche pas à faire croire au narrateur qu'il va guérir, ni qu'il a le médicament dont il a besoin, mais qui demeure à ses côtés : le docteur Chandi.

À l'ami qui ne m'a pas sauvé la vie décrit ainsi une existence transformée par la conviction de se savoir condamné par une maladie « inexorable », « que tout le monde donnait encore pour incurable », à un moment où il s'en est cru délivré, « dans cette frange d'incertitude, qui est commune à tous les malades du monde », « entre le doute et la lucidité »[1]. C'est un moment de recentrage sur soi : le narrateur s'examine, se scrute, s'observe de façon quasi-permanente et en vient à haïr les êtres humains. Il s'ancre dans une certaine solitude, désireux de « mourir à l'abri du regard »[2] de certains proches, notamment de ses parents. Ne parlant de sa maladie qu'à quelques amis, il comprend que le mensonge l'éloigne des autres femmes et hommes qu'il connaît. Cependant, en filigrane, émergent d'autres relations, celles qu'il entretient avec ses médecins et plus particulièrement l'un d'entre eux, un généraliste, le docteur Chandi.

Cette relation illustre en effet une voie possible pour une médecine confrontée à des patients atteints d'une pathologie mortelle, à un moment où il est tout au plus envisageable, et encore, de soulager leur douleur. En outre, elle l'exemplifie dans un contexte pathologique emblématique de l'impuissance de la médecine à un

---

1. H. Guibert, *A l'ami qui ne m'a pas sauvé la vie*, Paris, Folio-Gallimard, 1990, p. 9-11.
2. *Ibid.*, p. 16.

moment particulier de son histoire : dans le monde entier, au cours des années 1980, des êtres humains meurent d'une maladie qu'on connaît mal et qu'on ne sait pas soigner, le sida. C'est donc un moment où médecins et patients sont confrontés ensemble à quelque chose qui les dépasse complètement et où ils n'ont d'autre choix que d'assister à la progression de la maladie. La question du quoi faire avec et pour de tels patients se pose donc ici de façon radicale. Et elle reçoit, en la personne du docteur Chandi, une réponse simple, de prime abord terriblement décevante : puisqu'on ne peut les guérir, la seule chose à faire est d'être présent aux côtés des patients et le demeurer, à toutes les étapes de la maladie, en soulageant leur douleur et en soignant leurs symptômes quand cela est possible.

Le docteur Chandi apparaît dès le début du récit. Ce médecin incarne d'abord une figure de l'impuissance face à une maladie décrite comme une bête qui dévore et désintègre le corps. Il ne peut rien faire d'autre que procéder à un examen clinique détaillé du corps, afin de repérer l'apparition de nouveaux symptômes ou constater l'évolution de certains d'entre eux. D'autres médecins apparaissent dans le récit, plus ou moins appréciés. Certains sont consultés puis quittés, pour leur manque de discrétion, ou encore pour leur incapacité à soigner telle ou telle maladie, apaiser telle ou telle douleur. En revanche, le narrateur fréquente sans aucun répit des consultants qu'il « harcèle »[1] pour obtenir des ordonnances et des examens de toutes sortes. Il se soumet à de multiples examens. Il invective et insultes les docteurs, mais se dit aussi reconnaissant à l'égard de certains, comme le docteur Nacier qui apaise sa douleur et diagnostique ses maux avec efficacité et gentillesse[2]. Parfois, il est trop terrassé par la terreur pour nouer une quelconque conversation.

Dans cet univers médical très peuplé, le docteur Chandi apparaît comme le médecin avec lequel le narrateur peut échanger au sujet des modalités de sa prise en charge, évoquer ses angoisses. Ce médecin œuvre, dans la mesure de ses possibilités, à adoucir les difficultés éprouvées par le malade face à certains examens hospitaliers.

1. *Ibid.*, p. 43.
2. *Ibid.*, p. 65.

Surtout, il se prête au jeu du leurre avec le malade, acceptant de façon complice de lui laisser « un brin d'espoir » et s'inquiète de sa santé morale autant que physique [1] – nous reviendrons sur ce point au chapitre III lorsque nous examinerons la *métis* du care.

Le moment où le narrateur découvre sous sa langue une « chose inconnue » constitue une illustration saisissante de l'engagement complexe et subtil du docteur Chandi auprès de son patient. Le patient a spontanément mis ses pas dans ceux de son médecin : il a pris l'habitude d'« inspecter » son propre corps, « en calquant <son> regard sur celui du docteur Chandi ». De son côté, celui-ci – peut-être en vertu de sa jeunesse – ne sait pas mentir au patient. En revanche, il a l'art d'« entraîner, avec la plus grande douceur possible » son patient « vers un nouveau palier de la conscience de <sa> maladie » [2]. Les formulations qu'il utilise pour énoncer son diagnostic se situent délibérément dans un entre-deux, c'est-à-dire entre l'annonce d'un mal inéluctable et sa minimisation, voire son déni : ce qu'il voit n'est ni « un signe décisif », ni un simple « signe statistique ». Lorsque le narrateur est confronté à la décision d'entreprendre un traitement à l'AZT, il est toujours attentif au choix des mots pour en décrire les implications : « "Mais une fois qu'on commence à le prendre, on doit le prendre jusqu'au bout". Il ne disait pas jusqu'à la mort, il disait jusqu'à l'intolérance » [3].

Lorsque le narrateur et Jules, l'un de ses partenaires sexuels et ami, décident de faire le test de séropositivité, il leur propose une rencontre pour évoquer avec eux toutes les conséquences de cette décision. Il les revoit à la suite de l'annonce des résultats – nouvelle rencontre à l'occasion de laquelle le narrateur peut lui indiquer comment il souhaite mourir : à l'abri du regard de ses parents, sans coma prolongé, ni démence, ni cécité. Le docteur Chandi écoute, mais refuse de prendre note « de quoi que ce soit de définitif, se

---

1. H. Guibert, *A l'ami qui ne m'a pas sauvé la vie*, *op. cit.*., p. 71 et p. 75.
2. *Ibid.*, p. 144.
3. *Ibid.*, p. 178-179.

bornant à indiquer que le rapport à la maladie ne cessait de se transformer, pour chaque individu, dans le cours de sa maladie »[1].

Par ailleurs, il se montre présent, dans et hors de son cabinet, et avec constance : il se déplace à domicile, consulte au téléphone quand le narrateur est à l'étranger, insiste pour revoir son patient, invite des collègues à donner un second avis médical, déjeune à l'occasion avec lui au restaurant, ce qui permet d'évoquer la maladie dans une conversation qui aborde d'autres sujets (la musique, les livres, une recherche d'appartement). Il ne néglige pas d'éventuelles pistes de traitement, alors conçues dans le cadre d'expérimentations médicales, qu'il propose sans jamais chercher à les imposer au patient. Il commente chaque étape d'évolution de la pathologie, sans se dérober face aux « mauvais résultats », au point que le narrateur et lui finissent par former une seule et même entité – « nous », plutôt que deux individus disjoints[2].

Le contraste entre son attitude et celle de Bill, un ami du narrateur qui apparaît et disparaît comme bon lui semble, tout en promettant de pouvoir le sauver grâce à un vaccin mis au point en Amérique, constitue un ressort dramatique du récit. Bill promet monts et merveilles. Il parvient à sortir le narrateur quelque temps de sa conviction d'une fin inexorable. Cependant, il n'est pas fiable, tandis que le docteur Chandi va jusqu'au bout de sa démarche de prise en charge, implorant auprès de Bill, lorsqu'il croit encore en ses propos, un vaccin pour le narrateur et un autre de ses patients.

Le docteur Chandi échoue dans cette démarche comme il échoue à guérir son patient. Est-il une figure médicale positive ou négative ? La réponse à cette question n'est pas aisée à formuler. À l'opposé de Bill qui voyage, se déplace en jaguar, transmet l'énergie de ses rêves d'Amérique le temps que dure une illusion, il apparaît comme un anti-héros, figure laborieuse d'un soin quotidien et sans cesse réadapté en fonction de l'évolution de la maladie, figure d'un homme finalement mis en échec par celle-ci. Cependant, à l'inverse,

---

1. *Ibid.*, p. 161.
2. *Ibid.*, p. 212 et p. 214.

on pourrait le décrire comme ces nobles qui ne laissent presque jamais de trace dépeints par Ch. Bobin, ces êtres pour qui « le grand œuvre » est le « quotidien rugueux et nécessaire » et qui permettent à la vie de « tenir », autant que faire se peut, en prenant soin de ses détails[1].

Le docteur Chandi n'est pas qu'un être de fiction, ni une figure isolée. À mon sens, il incarne une manière possible d'exercer la médecine qui a gagné en légitimité au fil des cinquante dernières années, au point d'être considérée comme la bonne manière de faire dans certains contextes pathologiques et, comme nous le verrons, également pour les situations dites de fin de vie.

Dans la société française, un terme a su en particulier exprimer l'ambition d'une médecine qui prend en charge des personnes malades qu'elle sait ne pas pouvoir guérir : c'est celui d'accompagnement. L'usage de ce terme est intéressant car il appartient au vocabulaire courant et n'a pas de signification philosophique particulière. Il ne prétend pas au statut de « concept ». Dans la langue française, il apparaît dès le XIIIe siècle, dérivé du verbe accompagner, dont la présence est attestée dès le XIe siècle, formée à partir du terme de l'ancien français « compagnon, compain ». Ce terme d'accompagnement a d'abord eu une acception juridique dans le droit féodal : il renvoie à un contrat d'association. Il a été également utilisé au sujet de choses, mais non de personnes, de façon métonymique. On parle d'« un accompagnement de légumes » ; en musique, « l'accompagnement » désigne la partie d'un morceau jouée avec la partie principale au XVIIe siècle[2].

Si l'on revient à notre époque, l'on constate que, depuis une vingtaine d'années, ce terme s'est largement diffusé et popularisé en France auprès d'intervenants dans divers domaines (accession au logement, difficultés scolaires, addiction, fin de vie) pour

---

1. Ch. Bobin et É. Boubat, *Donne-moi quelque chose qui ne meurt pas*, Paris, Gallimard, 1996 (pas de pagination).
2. A. Rey (dir.), *Dictionnaire historique de la langue française*, Paris, Le Robert, 1995 (1re éd. 1992), p. 12.

qualifier leurs pratiques[1]. La notion d'accompagnement est aussi très employée aujourd'hui dans des contextes comme celui des politiques de l'emploi, de la formation professionnelle, ou des actions en faveur des personnes en situation de handicap :

> La popularité du mot « accompagnement » semble de prime abord renvoyer à ce que l'on pourrait appeler le rejet de la « prise en charge » : ne plus vouloir « faire à la place » de la personne, mais lui permettre d'exercer par elle-même un contrôle plus grand sur sa vie, la soutenir dans ses efforts pour trouver la réponse à ses problèmes et trouver sa propre voie[2].

L'usage de ce terme renverrait donc en premier lieu à la promotion de l'autonomie et à une transformation du modèle de l'assistance dans notre société.

Dans le domaine du soin, historiquement le premier dans lequel on a utilisé ce terme d'accompagnement, il évoque initialement tout ce qui excède les traitements « et que l'on désigne en anglais courant par le mot *care*, par différence avec ce qui relèverait du *cure* : l'attention portée à autrui, le soutien moral et psychologique, l'aide aux activités de la vie quotidienne telles que se nourrir, se laver, s'habiller ou se déplacer ». Mais au fil du temps, l'on repère des usages du terme accompagnement qui oscillent entre la volonté de décrire quelque chose qui vient en surcroît du soin médical et celle de désigner ce soin lui-même qui prend la forme d'un accompagnement. L'on a affaire alors à une médecine de l'accompagnement, qui est de moins en moins considérée comme une pratique de soin par défaut, sur fond d'échec thérapeutique, et qui est de plus en plus perçue comme une forme à part entière de soin. Le terme apparaît explicitement dans certains dispositifs de santé ou de prise en charge de personnes malades, par exemple dans la politique de réduction des risques (article L. 1161-3 du code de

---

1. É. Gagnon, P. Moulin et B. Eysermann, « Ce qu'accompagner veut dire », *Reflets – revue d'intervention sociale et communautaire* 17(1), 2011, p. 90-111.
2. *Ibid.*

la santé publique) et de nombreux dispositifs sanitaires peuvent lui être associés, même s'ils n'emploient pas le terme[1].

Ainsi, l'idée d'accompagnement est désormais reprise couramment pour décrire la prise en charge des malades chroniques. Dans leur cas, même s'il est difficile de tenir à leur sujet un propos général tant elles renvoient à un ensemble divers, la notion d'accompagnement permet de désigner des formes de soin médical censées s'adapter constamment au cours particulier des maladies chroniques, soutenir la vie du patient, tout en laissant place à son autonomie – qu'on entende à travers ce terme, de façon ambiguë, la capacité d'auto-soin ou le travail qu'accomplit la personne pour redéfinir des normes de vie acceptables pour elle-même[2]. Les patients doivent en effet apprendre à vivre avec la maladie, parfois à prendre eux-mêmes leurs médicaments, effectuer quelques gestes de soin à domicile, et admettre d'être suivis tout au long de leur existence. Dans le cas d'une pathologie chronique, le genre de vie mené par le patient interfère alors fortement avec la prise en charge choisie – et vice-versa. Il est parfois nécessaire de trouver des aménagements entre les deux et le médecin peut être confronté à l'éventualité d'un abandon du parcours du soin, jugé trop contraignant par le patient, ou de son suivi irrégulier. La maladie chronique induit le plus souvent de ce fait un suivi au long cours et des échanges entre médecin et patient qui excède le seul sujet du traitement approprié : ils concerneront tout aussi bien son rapport à cette maladie dont il ne guérira pas, à son corps, à ses choix de vie et au rapport qu'il entretient avec cette prise en charge médicale au long cours[3]. C'est

1. Ch. Saout, avec le soutien de J. Voiturier, « Capsanté !, Rapport en vue du cahier des charges des expérimentations des projets d'accompagnement à l'autonomie prévues par le projet de loi de modernisation de notre système de santé », 2015. Accessible en ligne : https://solidarites-sante.gouv.fr/IMG/pdf/20_07_15_-_RAPPORT_-_M-_Saout.pdf. Consulté le 17 mars 2020.

2. M. Ménoret, « La prescription d'autonomie en médecine », *Anthropologie & Santé* 10, Association Amades, 2015. Accessible en ligne : https://journals.openedition.org/anthropologiesante/1665.

3. I. Baszanger, « Les maladies chroniques et leur ordre négocié », *Revue française de sociologie* 27, 1986, p. 3-27.

pour tout cet ensemble de raisons que l'on parle d'accompagnement au sujet d'une médecine de la chronicité. La médecine vient ici en soutien à la vie pour des personnes atteintes de maladies incurables, sans que la mort ne soit proche, des personnes qui peuvent continuer à vivre « presque comme avant », ou différemment, mais longtemps.

Le terme est aussi utilisé au sujet de la cancérologie, une spécialité médicale associée à des pathologies dont la survenue a été longtemps, et est encore souvent, considérée comme synonyme de mort. Comme le souligne Axel Kahn, « la gravité de ces affections, dont l'annonce résonnait souvent jadis comme une sentence de mort probable, bouleversait les perspectives de l'avenir, sentimental, familial, professionnel, et de façon générale toutes les conditions anticipées de la réalisation personnelles » ; la personne entrait dans un « compte à rebours »[1]. Il fallait renoncer à guérir et cela concernait autant cette dernière que ses proches et l'équipe médicale. La médecine comme accompagnement caractérisait ici une pratique de soin prodigué à des personnes mourantes ou confrontées à la perspective d'une mort prochaine. Aujourd'hui, dans certains cas, de nouveaux médicaments et traitements ont fait émerger une situation dans laquelle les personnes atteintes de cancer ne guérissent pas mais peuvent « vivre plusieurs années, sans doute de plus en plus longtemps au fil des ans, en relative bonne intelligence avec leur cancer. La guérison n'est alors pas envisagée mais la mort n'est pas proche, le mal est passé à une forme de chronicité, il faut vivre avec »[2]. Les professionnels de santé ont donc affaire à un malade qu'ils *accompagnent*, mais selon une forme d'accompagnement détachée de la perspective de la mort prochaine, même si « le spectre des possibles récidives à très long terme hante l'esprit de beaucoup »[3], et que l'espoir d'un traitement continue souvent à côtoyer un fantasme de mort[4].

---

1. Ph. Bataille et S. Bretonnière, *Vivre et vaincre le cancer. Les malades et les proches témoignent*, Paris, Autrement, 2016, préface d'A. Kahn, p. 7-8.
2. *Ibid.*, p. 10.
3. *Ibid.*, p. 7-8.
4. *Ibid.*, p. 35.

Ainsi, dans ces usages courants, au sein du contexte français, le terme d'accompagnement en est venu à caractériser une médecine qui prend en charge des malades devant vivre durablement avec leur maladie, plutôt qu'une médecine par défaut. Mais il n'a pas une signification totalement stabilisée (l'aura-t-il jamais ?). L'oscillation entre l'idée d'un surcroît du soin et d'une forme du soin distincte demeure. Dans cette dimension, il a un usage extrêmement étendu, qui peut contribuer à en diluer la signification et la portée. Par exemple, l'on constate que l'idée d'accompagnement est mobilisée dans le domaine de la procréation pour décrire le rôle des équipes de procréation médicalement assistée, ou des équipes pluridisciplinaires de diagnostic prénatal, à l'égard des (futurs) parents, en particulier dans les situations susceptibles de déboucher sur une décision d'interruption médicale de grossesse. Dans ce dernier cas, le cadre légal français exige qu'une demande soit énoncée par la femme enceinte et que l'équipe pluridisciplinaire qui la suit donne son aval à cette demande, en raison d'une maladie jugée d'une particulière gravité et incurable au moment du diagnostic. Dans ces situations, de multiples questions sont susceptibles de surgir pour les (futurs) parents comme pour l'équipe : que faire si le diagnostic est létal mais que la femme veut poursuivre sa grossesse, ne serait-ce que pour tenir son bébé dans ses bras quelques heures, quelques semaines, quelques mois ? Comment faire également si les membres de cette équipe n'évaluent pas consensuellement les effets d'une maladie jugée d'une particulière gravité sur la « qualité de vie » de l'enfant à naître ? Que faire si la maladie n'est ni incurable ni jugée d'une particulière gravité, face à une demande d'interruption de grossesse d'une femme ? Etc. Si la loi donne le pouvoir de décider à l'équipe médicale, la conviction que les parents ont leur mot à dire, voire sont ceux qui devraient prendre la décision, oriente les pratiques de certaines équipes. Le terme d'accompagnement décrit dans ces circonstances la forme de présence assumée par l'équipe auprès et avec les (futurs) parents ou la femme enceinte, confrontés à cet ensemble d'interrogations : une présence qui se traduit de manière plurielle, par un éclairage sur les implications du diagnostic pour la santé de l'enfant à naître, des réponses aux questions des (futurs) parents ou de la femme enceinte, la proposition d'un suivi psychologique ou encore le suivi et le partage de leur cheminement vers une décision. Cet ensemble d'actes est perçu comme un gage d'amélioration de la prise en charge, de nouveau dans une certaine ambiguïté : l'on ne sait pas tout à fait s'ils constituent des formes d'exercice du métier de médecin ou de soignant, ou une pratique qui vient de surcroît, en complément à celles-ci.

L'on retrouve cette ambiguïté de sens dans un autre contexte, lorsque le terme d'accompagnement désigne une forme de relation et d'« être avec » par la parole, qui n'a pas été nécessairement prévue initialement dans la prise en charge d'une situation pathologique, mais en vient à être perçue comme nécessaire, au point de devenir un élément à part entière du soin – pour les patients, indirectement leurs proches et parfois l'équipe soignante. Les psychologues sont souvent les acteurs principaux de cette forme d'accompagnement en contexte hospitalier. Le travail de la psychanalyse Catherine Vanier au sein du service de réanimation néonatale à l'hôpital Delafontaine dans la commune de Saint-Denis illustre ce point[1]. Elle relate qu'elle a été initialement appelée un jour à la fin des années 1980 par ce service, alors qu'elle travaillait dans celui de pédopsychiatrie, pour parler avec une mère « qui n'allait pas bien ». Le service de réanimation néonatale l'a ensuite régulièrement sollicitée pour calmer les angoisses des parents et faire quelque chose à propos de la « folie » des mères, puis a accepté sa proposition d'y travailler régulièrement, et non au coup par coup, en urgence, en développant un projet de service : « élaborer un projet commun qui permettrait de sauver la vie du nourrisson "autrement" »[2]. Le projet a été accepté. Les années ont passé : elle dispose d'un bureau à l'entrée même du service dans lequel elle peut accueillir les parents ; elle est présentée aux parents dès l'entrée de leur bébé dans le service ; elle organise une réunion hebdomadaire de synthèse avec les soignants

1. C. Vanier, *Naître prématuré. Le bébé, son médecin et son psychanalyste*, Paris, Bayard, 2013.

2. *Ibid.*, p. 23.

et l'équipe parle de « co-réanimation ». Au-delà de la fonction d'étayage d'une équipe et de celle qui consiste à faire « circuler » la parole dans le service, son travail a consisté à tisser autour du bébé un faisceau de paroles protectrices et favorisant sa vie. L'expérience qu'elle relate atteste ainsi d'une manière renouvelée d'envisager le soin médical qui a progressivement trouvé sa place dans le dispositif du service de réanimation néonatale : il devient un care qui, confronté à l'extrême vulnérabilité des nouveaux-nés, invente des jeux de langage et des espaces de dialogue pour accompagner l'équipe médicale, les parents et les nouveaux-nés. Dans la prise en charge particulièrement délicate qu'est celle des nouveau-nés en réanimation néonatale, l'accompagnement, ici psychologique, apparaît comme une contribution au soin, qui s'entrelace avec l'usage des machines, des produits médicamenteux, au soin dispensé par les médecins et les soignants pour faire passer au nouveau-né un cap difficile, celui des premières semaines d'une vie très précaire. Il désigne l'un des indispensables compléments de la prise en charge médicale, mais apparaît aussi, a posteriori, comme l'une de ses facettes.

Le terme d'accompagnement semble ainsi avoir capturé ces dernières décennies l'évolution d'une médecine qui, renonçant dans certains cas à guérir la maladie, a vu dans ce renoncement non un échec, mais une autre manière de s'exercer. Le terme semble par ailleurs recéler une certaine ambiguïté, qualifiant des gestes et des pratiques qui apparaissent venir de surcroît par rapport au soin médical ou constituer les traits caractéristiques d'une médecine à part entière. Il s'agit alors d'un terme qui désigne une pratique médicale différente de celle associée à la visée de guérison. Quoi qu'il en soit, il renvoie à des gestes et des pratiques qui ont acquis un droit de cité en médecine. Enfin, il est aujourd'hui utilisé pour décrire des pratiques de soin dans des contextes thérapeutiques très variés – observation qui retient l'attention, compte tenu de l'hyper-spécialisation médicale. Néanmoins, il a une portée particulière pour la prise en charge médicale de la fin de vie, sur laquelle je vais maintenant revenir.

Concernant les situations de fin de vie, la France a connu d'importantes évolutions politiques et législatives. Depuis les années 1980, s'est progressivement développée une politique de soins palliatifs. Le rapport de l'inspectrice générale des affaires sociales Geneviève Laroque, « Soigner et accompagner jusqu'au bout » (1985) et la circulaire dite Barzach (1986) ont donné son impulsion à l'organisation des soins palliatifs. En 1987, la première unité de soins palliatifs a été mise en place ; en 1993, le rapport du Dr Delbecque a posé les bases de l'organisation des soins palliatifs ; plusieurs plans se sont ensuite succédé au fil des années pour mettre en place cette organisation sur le territoire national, accompagnés de divers textes règlementaires (un nouveau plan a été annoncé en octobre 2021).

Par ailleurs, la décision médicale concernant la fin de vie a été juridiquement encadrée : par la loi sur les droits des malades et la qualité de la santé (2002) ; puis spécifiquement par la loi Leonetti (2005), qui met notamment en place le dispositif des directives anticipées ; et par la loi Claeys Léonetti (2016) qui « fait disparaître le concept de double effet, renforce la lutte contre la douleur, contre l'acharnement thérapeutique, encourage la place des soins palliatifs et instaure un droit à demander une sédation profonde et prolongée jusqu'au décès pour toute personne qui le désirerait à la fin de son existence »[1]. Cette loi a aussi renforcé le dispositif des directives anticipées, même si la question de la portée contraignante des directives anticipées demeure posée par plusieurs juristes[2]. Enfin, l'État français s'est doté d'un Observatoire national de la fin de vie en 2010, qui a la double vocation de contribuer à la mise en œuvre du débat public et d'apporter des éléments de connaissances utiles à la décision publique.

Lorsque j'ai commencé à travailler il y a bientôt vingt ans sur les demandes d'assistance en vue de mourir, lorsqu'elles étaient

---

1. Ch. Godin, « La fin de vie comme question politique », *Droit et cultures* 75, 2018, p. 203-214.

2. A. Boulanger, « Les directives anticipées et le désir de maîtrise de sa fin de vie », *Médecine & Droit*, 2017, p. 136-140.

exprimées en lien avec un jugement sur la valeur de la vie – tel patient affirmant « ma vie ne vaut plus d'être vécue » ou tel proche ou membre d'une équipe médicale énonçant un tel jugement au sujet d'un patient, ou son contraire, « sa vie vaut d'être vécue », s'opposaient de façon souvent peu nuancée les partisans de « l'euthanasie » et ceux des soins palliatifs. Il me semblait alors avant tout nécessaire de dénoncer une vision (qui a encore cours aujourd'hui mais sans doute de façon moins affirmée qu'auparavant), selon laquelle de telles demandes exprimeraient en réalité non un souhait de ne plus vivre, mais un désir de ne plus souffrir, au sens large du terme, physiologique comme psychologique, auxquelles il conviendrait de répondre par une prise en charge globale de la personne[1].

Prévalait aussi à ce moment une certaine méfiance à l'égard des refus de traitement formulés par les patients. Pour illustrer ce point, il est intéressant de relire l'Avis 87 du Comité Consultatif National d'Éthique (désormais CCNE), « Refus de traitement et autonomie de la personne », publié en 2005[2], afin de découvrir les arguments qui étayaient cette méfiance et prendre la mesure d'une certaine évolution à cet égard. Cet avis affirme reprendre à son compte, d'un point de vue éthique, le droit reconnu par la loi du 4 mars 2002 de refuser un traitement médical. Cependant, les conditions d'une participation éthiquement légitime du patient à la décision médicale y sont décrites de façon plutôt restrictive. Le premier critère de cette participation concerne le discernement de la personne, le caractère logique de son raisonnement, mais aussi son « bon jugement », qui peut être affecté – selon l'Avis, par un trouble psychiatrique, une grossesse, ou de manière plus générale, par la maladie, la sienne ou celle d'un proche. Ce critère concerne aussi le fait de savoir si la personne dispose des informations nécessaires pour évaluer les enjeux de la décision médicale. Il porte donc sur le consentement *informé* du patient, sans lequel aucun refus de traitement ne peut

---

1. M. Gaille, *La valeur de la vie*, *op. cit.*

2. Comité consultatif national d'éthique, avis 87. Accessible en ligne : https://www.ccne-ethique.fr/fr/publications/refus-de-traitement-et-autonomie-de-la-personne. Consulté le 11 août 2021.

être opposé de façon justifiée par le patient. Le deuxième critère est l'absence de contraintes, qu'elles soient extérieures, concrètes, visibles, et même palpables, comme la prison, ou intérieures, potentiellement difficiles à évaluer, depuis la dépendance à un produit psycho-actif jusqu'à des sentiments puissants, comme la peur, le désir (éventuellement inconscients), en passant par le besoin. Enfin, l'appartenance à un groupe jugé coercitif ou l'influence néfaste d'un tiers peuvent être considérées comme des sources de contrainte sur la personne. De manière générale, l'Avis 87 témoigne ainsi d'une certaine défiance à l'égard des proches[1], soulignant la possibilité que ceux-ci n'expriment pas le point de vue du patient ou exercent une pression sur lui.

Enfin, le troisième et dernier critère évoqué par cet Avis est relatif aux caractéristiques de la situation médicale qui peuvent conduire à faire primer le point de vue des médecins sur le refus de traitement des patients : y a-t-il ou non « urgence » vitale ? Y a-t-il un risque médico-légal, un risque de poursuite judiciaire, si l'on suit le point de vue du patient ? Y a-t-il des conséquences potentiellement dommageables pour un tiers ? Les cas du refus de traitement pour une maladie contagieuse grave, du refus de la vaccination, d'une transfusion après une greffe (ce qui compromet la réussite de celle-ci dans un contexte de rareté des greffons), ou d'une décision concernant un enfant (à naître ou né), peuvent ainsi poser problème.

---

1. *Ibid.* : « il est de nombreuses situations où un tiers se substitue à la personne pour refuser un soin. Ainsi un conjoint peut s'opposer à une délivrance par césarienne, que la femme accepterait. Une famille peut vouloir imposer ses vues au moment d'une maladie grave d'un de ses membres, incapable alors d'exprimer ses volontés et ne les ayant pas antérieurement exprimées. C'est le statut conféré par la loi à la personne de confiance. Néanmoins dans la mesure où il vient d'un tiers, ce refus doit être entendu avec beaucoup de précaution. » Cette défiance prend une tonalité particulière du fait que ce texte est écrit en plein débat sur le port de signes religieux, et en particulier sur le « voile » à l'école. La place des religions minoritaires dans les institutions publiques y est posée comme problème. De façon générale, la religion apparaît plutôt comme une menace en soi et les choix religieux comme peu rationnels, voire fanatiques et aveugles, ou relever de l'appartenance à une secte, de l'influence et de la manipulation d'un groupe de pression. », p. 16.

En résumé, à la lumière de cet Avis, le point de vue d'une personne apparaît recevable si :

1) elle raisonne bien et juste et qu'elle est en possession de toutes les informations nécessaires ;

2) elle n'est pas sous la contrainte d'une « puissance extérieure » (menace, besoin, produit, influence d'une tierce personne) ;

3) il n'y a pas « urgence », risque vital pour elle-même ou pour autrui, ou risque d'un changement irréversible de son état de santé.

En sus de ces trois critères, l'Avis 87 souligne qu'une demande, cachée, peut s'exprimer de façon implicite dans le refus de traitement : il pourrait n'être en fin de compte que l'expression de la volonté du patient d'affirmer sa liberté contre le pouvoir médical, ou l'affirmation d'une subjectivité demandant à être reconnue, une demande de reconnaissance en quelque sorte, ou encore un « appel au secours ». En avançant cette idée, l'Avis 87 témoigne ainsi d'un soupçon à l'égard du refus de traitement, qui peut selon lui avoir un sens tout à fait différent, voire contraire, à ce qu'il semble signifier.

Pourtant, c'est aussi en 2005 qu'une évolution significative s'est produite avec le vote de la loi Leonetti relative aux droits des malades et à la fin de vie. À partir de cette loi, il n'est plus possible de se contenter, pour aborder les situations de fin de vie, de l'opposition entre partisans de l'euthanasie et ses détracteurs, rangés du côté des soins palliatifs. Cette opposition est reconnue comme trop simple, voire simpliste, pour appréhender, dans toute leur complexité, les questionnements suscités par la prise en charge médicale des patients en fin de vie en contexte hospitalier. On peut certes envisager cette loi comme un « rappel » d'éléments déjà mis en place par le cadre juridique qui la précède et partant, en relativiser la portée ; on peut aussi en pointer les limites dans sa capacité à embrasser toutes les situations de fin de vie [1]. Mais pour la présente analyse, elle marque une borne entre deux temps distincts de la réflexion éthique collective sur la fin de vie et sa prise

---

1. V. Fournier, *Le bazar bioéthique. Quand les histoires de vie bouleversent la morale publique*, Paris, Robert Laffont, 2010.

en charge médicale. Elle indique de façon particulièrement claire l'assentiment d'une société à la nécessité de casser certains cadres stériles de réflexion en vue de mieux « accompagner » les patients en fin de vie. En outre, la loi recèle des dispositions qui permettent au patient, dans certaines conditions, de demander l'arrêt de traitement en fin de vie, *et* elle préconise le développement des soins palliatifs destinés à faire face à la souffrance des patients. Autrement dit, ce qu'il paraissait impossible d'énoncer dans un même cadre se trouve désormais réuni dans une même perspective.

La loi Leonetti reprend à son compte des points formulés dans le débat antérieur à elle (l'idée d'un refus de traitement fondé sur un jugement compétent, la nécessité de réitérer ce refus, le caractère collégial de la décision de lui donner suite ou pas). Mais elle indique aussi que les équipes médicales doivent être attentives au risque de basculer dans « l'obstination déraisonnable » et se donner comme objectifs prioritaires « la dignité du mourant » et sa « qualité de vie ». « Le seul maintien artificiel de la vie » n'est pas une finalité recevable de l'action médicale[1].

Si le refus de traitement est énoncé selon les critères requis et la décision médicale fondée sur le respect de la procédure collégiale, alors il doit être respecté – sans que l'on cherche à lire en lui autre chose que ce qu'il dit. Le regard sur le refus de traitement trouve ici une orientation bien différente de celle esquissée par l'Avis 87.

Par ailleurs, dans le même temps, comme nous l'avons dit, le développement des soins palliatifs est promu. Au moment du vote de la loi Leonetti, le terme d'accompagnement était avant tout utilisé au sujet de ce type de soins. La brochure de l'Institut national de prévention et d'éducation pour la santé, « Patients atteints de maladie grave ou en fin de vie – Soins palliatifs et accompagnement », illustre cet usage en décrivant les différents volets des soins palliatifs : prévenir et soulager la douleur et les autres symptômes, prendre en compte les besoins psychologiques, sociaux et spirituels du patient, limiter la survenue de complications, limiter les ruptures de prise en

---

1. Voir le code de la santé publique (articles L. 1110-5 à L. 1110-10) sur le site Légifrance : https://www.legifrance.gouv.fr.

charge. Le terme d'accompagnement y qualifie de façon générale la démarche des soins palliatifs, son « esprit » en quelque sorte :

> L'accompagnement d'une personne en fin de vie et de son entourage consiste à apporter attention, écoute, réconfort, en prenant en compte les composantes de la souffrance globale (physique, psychologique, sociale et spirituelle). Il peut être mené en lien avec les associations de bénévoles. L'accompagnement de l'entourage peut se poursuivre après le décès pour aider le travail de deuil [1].

Or, sur ce point, une évolution intéressante est observable. Aujourd'hui, le terme d'accompagnement n'est plus réservé aux soins palliatifs. Pour éclairer cette évolution, intéressons-nous à certains documents issus des réflexions développées sur la fin de vie au cours des années 2012-2014 en France à la demande du Président de la République François Hollande. Le 12 juillet 2012, ce dernier a confié à Didier Sicard la mission d'évaluer l'application de la loi Leonetti et de faire avancer la réflexion sur la fin de vie. Le contexte socio-médical de cette évaluation témoigne de l'importance de cette réflexion : d'abord à un niveau statistique, dans la mesure où 60 % des personnes résidant en France « meurent dans un établissement de santé » ; ensuite, en lien avec les conditions de leur prise en charge, notamment l'insuffisant développement des soins palliatifs ; enfin, du fait d'une évolution et des caractéristiques de la fin de vie, « de plus en plus de personnes sont accompagnées pendant de longues périodes dans des conditions complexes » : « accompagner », dans cette perspective, a un sens très large, par-delà la médecine palliative [2].

---

1. *Patients atteints de maladie grave ou en fin de vie. Soins palliatifs et accompagnement*, INPES, Repères pour votre pratique, Document réservé aux professionnels de santé – état des connaissances, mai 2009. L'idée d'accompagnement présentée ici s'inscrit dans le sillage de la conférence de consensus Anaes « Accompagnement de la personne en fin de vie et de ses proches » (01/01/04, www. has-sante.fr).

2. D. Sicard, *Penser solidairement la fin de vie. Commission de réflexion sur la fin de vie en France*, La Documentation française, décembre 2012, Lettre de mission, p. 1.

Penser solidairement la fin de vie, le document issu de cette mission d'évaluation, reprend à son compte le terme d'accompagnement. Il indique que le travail de la Commission a été motivé par le désir de faire état des questions fondamentales qui se posent à la société au sujet des personnes malades et en fin de vie *et* de leur accompagnement[1]. L'accompagnement devient ici un sujet à part entière. La réflexion exposée dans ce document déploie une large palette d'éléments qui en justifient l'importance. Elle suggère qu'un accompagnement réel commence par le fait de ne pas esquiver le sujet de la mort et de la fin de vie. Elle observe ensuite que l'accompagnement est rendu nécessaire face à une peur de l'abandon et des inégalités socio-économiques qui en aggravent les effets. De nombreux citoyens en ont témoigné, non seulement dans le cadre d'une médecine d'urgence, mais aussi dans la durée.

Parmi les préconisations émises par cette Commission figure un élément qui semble restreindre le sens de l'idée d'accompagnement à une action extra-médicale, effectuée par les proches du patient ou des bénévoles membres d'une association[2]. Cependant, la signification du terme d'accompagnement est en réalité plus large. Elle rend compte de l'esprit dans lequel la question de la fin de vie doit être abordée, selon la Commission. La conclusion de ce document énonce en effet la nécessité d'un « véritable accompagnement » en général, marque d'une « société solidaire ». Elle donne en outre à ce terme un sens spécifique : ne pas se substituer à la personne, mais lui témoigner « écoute et respect » au terme de son existence[3]. On retrouve ici la recherche d'une balance entre promotion de l'autonomie et décision pour une personne que son état de santé

---

1. *Ibid.*, p. 9.
2. Le document suggère « de renforcer les possibilités de congé de solidarité familiale adaptées aux situations ; de soutenir les associations de bénévoles d'accompagnement de fin de vie, à l'intérieur des hôpitaux et à domicile, par exemple en facilitant les exonérations fiscales de leur donateur, et l'accès au service civique ; d'engager un travail visant à développer les « formules de répit » les mieux adaptées au maintien à domicile », *Ibid.*, p. 97.
3. *Ibid.*, p. 102.

rend très dépendante d'autrui et la transformation du modèle de l'assistance que nous évoquions plus haut.

Le *Rapport du Comité Consultatif National d'Ethique sur le débat public concernant la fin de vie* prône à son tour, deux ans plus tard, « un véritable accompagnement humain ». De nouveau, la notion d'accompagnement apparaît liée aux soins palliatifs mais aussi en excéder le sens. En effet, elle est utilisée pour désigner quelque chose qui complète plutôt qu'elle ne répète l'idée des soins palliatifs à travers un autre vocable[1]. Son usage semble notamment orienter vers la perspective d'une continuité de la prise en charge et de la nécessaire combinaison entre des soins considérés jusqu'à aujourd'hui comme distincts : soins curatifs, soins de support et soins palliatifs, *cure* et *care*[2]. La notion d'accompagnement est aussi employée, dans cet Avis, pour désigner une forme extra-hospitalière de prise en charge et de soin, à domicile[3]. Par ailleurs, l'Avis l'utilise également pour attirer de façon spécifique l'attention sur la situation des personnes « vulnérables », « en amont de la toute fin de vie », notamment les personnes âgées malades en perte d'autonomie et les millions de personnes également affectées par une perte d'autonomie en raison d'une maladie chronique ou d'un état poly-pathologique[4]. Enfin, la nécessité de l'accompagnement est affirmée dans le chapitre de clôture, « Prendre mesure de la complexité », au regard de trois formes de « peur » : peur d'une fin de vie dans la souffrance et de l'abandon dans un contexte d'urgence ; peur d'une situation de fin de vie qui ne connaît pas d'alternative à un glissement sans douleur vers la fin ; peur des

---

1. *Rapport du CCNE sur le débat public concernant la fin de vie* : « Faire connaître et appliquer les dispositions légales actuelles garantissant les droits des personnes en fin de vie d'accéder à des soins palliatifs, à un véritable accompagnement humain et à un soulagement de la douleur et de la souffrance », p. 5. Accessible en ligne : https://www.ccne-ethique.fr/sites/default/files/publications/rapport_ccne_sur_le_debat_fin_de_vie.pdf. Consulté le 11 août 2021.

2. *Ibid.*, p. 25.

3. *Ibid.*, « mettre en place un accompagnement au domicile, qui corresponde à l'immense majorité de nos concitoyens », p. 6.

4. *Ibid.*, p. 19.

effets de la précarité sociale ou économique sur la fin de vie[1]. L'idée d'accompagnement est ainsi mobilisée pour répondre à cette triple peur selon une perspective relativement nouvelle dans la discussion éthique publique en France sur les décisions de santé, perspective qui associe solidarité et autonomie. Comme l'affirmait déjà le rapport de la Commission Sicard deux ans auparavant, il convient, au nom de la solidarité, d'accompagner autrui dans sa fin de vie d'une manière qui respecte son autonomie[2]. Ici, l'on retrouve les éléments de la définition évoquée précédemment de l'accompagnement, en particulier la place faite à l'autonomie.

Le vote de la loi Claeys Léonetti en 2016 s'inscrit dans cette perspective d'une médecine de l'accompagnement des situations de fin de vie. La notion d'accompagnement semble devenue clé pour décrire le bon soin médical pour ces situations. L'on passe ainsi, en quelques années d'un usage du terme d'accompagnement pour désigner les soins palliatifs, c'est-à-dire une pratique soignante qui a renoncé à l'objectif de guérison et soulage autant que faire se peut un patient dans les derniers jours, semaines ou mois de son existence, à un moment où l'accompagnement décrit un impératif moral pour tout soignant ou médecin, celui d'une prise en charge du mourant à travers laquelle la société et la médecine réalisent leur vocation de solidarité.

Cette vision des choses ne correspond pas à mon sens à une généralisation de l'esprit des soins palliatifs mais plutôt à une réinterprétation et à un élargissement de la prise en charge des patients en fin de vie. Elle ne correspond pas à la victoire des partisans des soins palliatifs contre ceux de « l'euthanasie », mais à un investissement du terme d'accompagnement destiné à mettre en lumière le sens du soin médical en fin de vie. Le terme d'« accompagnement » permet de décrire un horizon relationnel, idéalement de tous les instants, au rythme du mourant, qui excède sans doute tout ce qui peut être catégorisé et mesuré à travers les

---

1. *Ibid.*, p. 68.
2. *Ibid.*, p. 68.

notions de « qualité des soins » ou de « qualité de vie » en soins palliatifs : une forme de relation prise entre les valeurs et principes de solidarité et d'autonomie.

Arrivés à ce point, il est important de souligner en premier lieu que l'idée d'une médecine de la fin de vie, relevant de l'accompagnement, qui a fait son chemin ces dernières décennies en France, témoigne d'une perspective qui nous fait retrouver l'éthique du care : dans toutes ses dimensions, avec cet accompagnement, l'activité de soutien à la vie qui définit le care selon cette éthique s'étend jusqu'au dernier moment de la vie. Il concerne même une vie qui s'apprête à disparaître. Dans certains cas, ce soutien à la vie peut se traduire par l'acceptation d'un refus de soin ou par un geste de sédation profonde entraînant le décès. Il y a là sans doute quelque chose de contre-intuitif mais de très important à relever.

En outre, dans cette évolution, l'on observe qu'il n'est pas seulement question d'une médecine de la fin de vie, mais d'un accompagnement de la fin de vie élargi à d'autres acteurs que les seuls professionnels de santé : il engage aussi bien souvent des parents, des amis, des associations. Arrêtons-nous sur ce point dont l'éthique du care nous permet d'éclairer les implications politiques.

On peut l'illustrer en évoquant plusieurs récits ou témoignages qui mettent en scène des fins de vie accompagnées par des personnes engagées de façon très diverse dans une relation au mourant. Si nous revenons à l'œuvre d'Hervé Guibert, *Le Protocole compassionnel* relate le moment où il se voit refuser l'entrée dans le protocole qui pourrait lui permettre de prendre un nouveau médicament, le DDI. Il se retrouve sans force, de plus en plus malade et totalement découragé. Ses amis et certains des médecins qui le suivent se mobilisent : alors que le docteur Chandi, évoqué dans *À l'ami qui ne m'a pas sauvé la vie*, ne cherche plus à lui imposer de nouveaux examens médicaux,

> ceux-ci, inquiétés, se sont mis à courir plusieurs lièvres à la fois. Le docteur Nacier, depuis l'île d'Elbe où il était en vacances et d'où il m'appelait tous les jours à heure fixe, lança une démarche qui visait

directement le ministre de la Santé. Jules reprit sa piste du danseur tombé dans le coma. Anna chercha à joindre dans son château de Lugano le milliardaire pour le mettre au pied du mur[1].

C'est aussi une petite société faite de sœurs, d'amis et d'un médecin, également ami de la famille, qu'évoque Blandine de Caunes dans *La mère morte*. Publié en 2020, ce récit relate une prise de conscience, puis une organisation, au maillage de plus en plus dense, mise en place autour de sa mère, Benoite Groult, atteinte par la maladie d'Alzheimer : sa sœur Lison et elle-même font de fréquents allers-et-retours à son domicile pour passer quelques jours avec elle, faire ses courses et gérer sa vie quotidienne ; elles l'installent dans sa maison de Hyères ; elles font venir plusieurs aides à domicile ; des amis viennent rendre visite de temps à autre à Benoite Groult. Blandine de Caunes évoque des conversations, très douloureuses pour elle, avec sa mère lorsque l'état de cette dernière décline et qu'il convient qu'elle ne fasse plus certaines choses, sous peine de se mettre en danger ou mettre autrui en danger (conduire, revenir vivre dans son appartement à Paris). La question de la fin de vie de sa mère émerge peu à peu au fil du récit, au point de devenir prégnante du fait d'un contraste, pour elle insoutenable, entre ce que sa mère était et a revendiqué (le droit à l'euthanasie avec l'ADMD)[2] et ce qu'elle est devenue – une femme qui ne marche plus, mange à peine, ne reconnaît plus les siens. Et c'est avec sa sœur et un médecin belge, ami de toute confiance, qu'elles vont mettre en œuvre – secrètement puisque leur acte est toujours interdit en France – la fin de vie de leur mère qui est pour elle le meilleur accompagnement concevable :

> Comme c'est étrange de connaître la date de la mort de sa mère. C'est un sentiment de toute puissance, très perturbant. Mais comme on est soulagé aussi. On sera à côté d'elle, on lui tiendra la main, on lui dira des mots tendres, et elle mourra chez elle, dans son lit, sans

1. H. Guibert, *Le protocole compassionnel*, Paris, Folio-Gallimard, 1991, p. 37.
2. B. de Caunes, *La mère morte*, Paris, Le Livre de Poche, 2020, p. 194.

souffrir, sans connaître l'indignité d'un placement et d'une mort anonyme et, sans doute, solitaire […][1].

Dans un témoignage publié dans le quotidien *Le Monde*, la journaliste Catherine Vincent relate une expérience plus compliquée, paradoxalement peuplée et solitaire, au sujet de la fin de vie de sa mère, également membre de l'ADMD :

> Durant la dernière semaine de sa vie, je me suis installée chez elle. Après plusieurs jours d'agonie, elle s'est éteinte « naturellement », dans son lit, entourée des siens et sans douleur apparente. Ma mère était membre de l'Association pour le droit de mourir dans la dignité (ADMD). Elle avait rédigé ses directives anticipées […]. Sans nul doute, cela m'a encouragée à l'accompagner vers la mort. À traverser moi-même cette épreuve, qui s'est révélée d'une richesse insoupçonnée. Mais je n'avais pas prévu qu'elle serait si solitaire[2].

En effet, cherchant sans parvenir à ses fins à mettre en place un accompagnement palliatif à domicile, elle dit avoir accompagné sa mère en faisant feu de tout bois : avec ses proches, ses amis, des aidants inattendus – « la fidèle femme de ménage de mes parents, l'auxiliaire de vie qui a commencé à travailler pour eux un an auparavant, les infirmières dévouées et efficaces du cabinet de leur quartier » et finalement un médecin, présent parce qu'il est un ami de la famille. Ce dernier, selon ses termes, « la sauve » :

> Et ce que fait mon ami en me donnant ces produits, est-ce légal ? Il sourit, ne répond pas. Une demi-heure plus tard, il me remet une enveloppe contenant quelques dosettes d'Oramorph – une solution buvable à libération immédiate de morphine. Ajoute quelques mini-flacons de scopolamine, destinés à pallier l'éventuelle survenue de râles agoniques. M'explique qu'en soins palliatifs il suffit en général de disposer de trois types de molécules : un anxiolytique

1. B. de Caunes, *La mère morte*, op. cit.
2. C. Vincent : « Je n'avais pas prévu qu'aider ma mère à mourir chez elle serait une épreuve si solitaire », *Le Monde*, 10 janvier 2020. https://www.lemonde.fr/idees/article/2020/01/10/fin-de-vie-je-n-avais-pas-prevu-qu-aider-ma-mere-a-mourir-chez-elle-serait-une-epreuve-si-solitaire_6025380_3232.html.

(le Lexomil que nous avons déjà fera l'affaire), un opioïde contre la douleur (morphine ou dérivés), un anticholinergique contre la détresse respiratoire aiguë (la scopolamine). C'est tout? C'est tout. Et encore, toutes ces substances ne sont pas forcément nécessaires. La preuve : jusqu'à la fin, la scopolamine restera dans son enveloppe[1].

Comme l'indiquent ces récits, les situations de fin de vie, engagent donc tant des professionnels de santé que des aidants et les proches du mourant – familles, amis, etc., autrement dit un care qui engage une pluralité de personnes, de relations, de compétences. C'est un point que soulignaient déjà le rapport *Penser solidairement la fin de vie* et le *Rapport du Comité Consultatif National d'Ethique sur le débat public concernant la fin de vie*.

Ce constat a des implications politiques, ainsi que je l'indiquais plus haut et que l'éthique du care permet de formuler notamment grâce à l'idée de « caring democracy » developpée par Joan Tronto[2]. Le contexte français est celui d'une société dans lequel on meurt à l'hôpital pour plus de la moitié des décès (un peu moins de 60%) depuis les années 1990, à la maison pour un quart des décès (25,5%). Néanmoins, ces chiffres ne témoignent pas assez bien des parcours de fin de vie[3]. Il existe une grande diversité des formes de prises en charge selon les conditions de santé et la situation familiale ; en outre, « quatre semaines avant le décès, vivre à domicile est de loin la situation la plus fréquente, davantage pour les hommes (50,6 %) que pour les femmes (38,3 %) » même si les personnes meurent à l'hôpital[4]. Constituer une « caring democracy » notamment à l'égard des mourants exige donc non seulement d'accorder les moyens nécessaires à la mise à l'accompagnement de ces derniers, mais aussi d'articuler véritablement les dimensions publique

---

1. *Ibid.*
2. J. Tronto, *Caring Democracy: Markets, Equality, and Justice, op. cit.*
3. S. Pennec *et al.*, « Le dernier mois de l'existence : les lieux de fin de vie et de décès en France », *Population* 68, 2013, p. 585-616.
4. *Ibid.*

et privée du care pour les personnes en fin de vie[1]. Les actions, du niveau le plus micro et informel au niveau le plus macro et institutionnel, sont « enchâssées » les unes dans les autres[2]. Devenir une telle démocratie en matière d'accompagnement de la fin de vie est encore, me semble-t-il, un horizon pour la société française.

Dans ce chapitre, j'ai cherché à mettre en évidence comment la médecine était passée d'une représentation de l'accompagnement comme ce qui survient lorsqu'elle est mise en échec, à une pratique qui vient en surcroît du soin médical et finalement comme la bonne forme de soin médical dans certains contextes thérapeutiques, notamment associées à des maladies incurables, des maladies chroniques et des situations de fin de vie. À mon sens, cette évolution peut être ressaisie sur un plan conceptuel dans le cadre de l'éthique du care : elle est motivée par une forme d'attention et de reconnaissance d'un besoin et de la nécessité de le satisfaire (*caring about*) – par différence avec la négligence ou l'indifférence –; une volonté d'assumer la responsabilité de répondre au besoin identifié (*taking care of/caring for*) – par différence avec une vision du soin accordé aux malades incurables ou en fin de vie comme au-delà de la médecine; la pratique du soin en elle-même (*care-giving*), qui se déploie dans des formes très diverses, dans l'accompagnement des maladies chroniques ou celui des fins de vie. Au-devant de nous se présente la nécessité de tirer les conséquences politiques,

---

1. Ch. Godin, « La fin de vie comme question politique », art. cit.; I. Voléry et Ch. Schrecker, « Quand la mort revient au domicile. Familles, patients et soignants face à la fin de vie en hospitalisation à domicile (HAD) », *Anthropologie & Santé* 17, 2018. Accessible en ligne : https://journals.openedition.org/anthropologiesante/3681; L. Boisserie-Lacroix, O. Marquestaut et M. de Stampa, « Patients en situation palliative en hospitalisation à domicile : trajectoires de soins et caractéristiques cliniques », *Santé Publique* 29, 2017, p. 851-859; A. Sentilhes-Monkam, « L'hospitalisation à domicile et la prise en charge de la fin de vie : le point de vue des patients et de leurs proches », *Santé publique* 18, 2006, p. 443-457; R. Ter Meulen, *Solidarity and Justice in Health and Social Care*, Cambridge, Cambridge University Press, 2017.

2. L'expression en anglais est « nested », J. Tronto, *Caring Democracy: Markets, Equality and Justice, op. cit.*, p. 22.

économiques, organisationnelles d'une telle orientation normative, comme y invite l'idée d'une *caring democracy*. Je reviendrai par la suite, notamment pour les situations de fin de vie, sur la dimension du *care-receiving*.

À plusieurs moments dans ce chapitre, il a été question de la manière dont la personne, malade ou mourante, appréhendait son devenir et la décision médicale qui la concernait : cette personne a-t-elle voix au chapitre ? Si oui, de quelle manière et comment ? Ces interrogations, qui ne concernent pas seulement les situations de fin de vie, sont au cœur de la réflexion collective sur la position du patient dans la relation de soin au cours des dernières décennies. De nouveau, l'éthique du care peut apporter à ce sujet son éclairage conceptuel et normatif. C'est l'objet du chapitre II.

CHAPITRE II

LA POSITION DU PATIENT
DANS LA RELATION DE SOIN

DE L'ÉCOUTE BIENVEILLANTE AU PARTENARIAT
ENTRE PATIENT ET PROFESSIONNEL DE SANTÉ

De nombreuses sociétés ont investi les questions de santé à partir des années 1960, notamment en lien avec la question de la place du patient dans la décision médicale qui le concerne, et, avant même cela, au sujet du consentement à une expérimentation. Ces sociétés, dont la France, ont réformé leur droit, institué des structures publiques et indépendantes de réflexion éthique et offert une large place au débat public sur les questions d'expérimentation et de soin, dans un contexte de chronicisation des pathologies, d'augmentation et de diversification des formes de dépendance (vieillissement, situations de handicap, etc.), d'épidémies à l'échelle globale ou de maladies qui défient, pour un temps au moins, les capacités de prise en charge (HIV).

La plupart des mobilisations, des évolutions législatives ou des enjeux éthiques ont donc mis la place du patient dans la décision médicale au centre de la réflexion. Pour le dire d'un mot, ces sociétés sont passées, à des degrés divers, d'un « monde silencieux »[1] à un contexte où les décisions médicales sont envisagées de façon de plus en plus collégiale, co-construite, etc., à partir d'un creuset de voix et de contributions multiples, celle du patient, mais aussi de sa famille et de ses proches, des médecins et des soignants, des associations de patients, des communautés, etc., selon une démarche qu'on qualifie aujourd'hui de collaborative, ou encore partagée.

---

1. J. Katz, *The Silent World of Doctor and Patient* [1984], Baltimore-London, The Johns Hopkins University Press, 2002.

Cette évolution peut être considérée à la lumière de la conception de l'écoute que propose l'éthique du care. En effet, l'écoute n'est pas un aspect parmi d'autres du *care*. Comme le rappellent Sandra Laugier, Pascale Molinier et Patricia Paperman, l'une des raisons du succès de Carol Gilligan tient précisément à cette écoute attentive, à cette aide pour trouver les mots afin de rendre compte d'une expérience, à cette considération pour la parole d'autrui :

> basé sur des entretiens approfondis avec des étudiantes et des femmes qui veulent avorter, le livre de Gilligan restitue une parole dans laquelle beaucoup de femmes ont pu et peuvent encore se reconnaître. (...) Gilligan propose des mots, des concepts qui donnent une cohérence à l'expérience de nombreuses femmes, et participe ainsi à élever la confiance qu'elles peuvent avoir dans cette expérience [1].

Cependant, l'éthique du care invite à écouter d'une certaine manière, activement, et dans une certaine forme de relation avec autrui : il s'agit d'écouter en allant au-devant des personnes qui ne parlent pas ou ne sont pas écoutées, en les invitant à faire part de leur expérience, en les aidant à formuler celle-ci, à repérer ce qui est important pour elles, à trouver les mots justes [2]. En outre, il s'agit de le faire dans une temporalité respectueuse des personnes et dans le contexte médical, de la manière dont le patient se confronte à sa maladie et à ses implications [3]. Enfin, cette écoute ne doit pas être associée à la recherche d'une cohérence fictive au sujet de sa

---

1. P. Molinier, S. Laugier, P. Paperman, « Introduction », dans P. Molinier, S. Laugier, P. Paperman, *Qu'est-ce que le* care ? *Souci des autres, sensibilité, responsabilité, op. cit.*, p. 10.

2. C. Gilligan, *Une voix différente. Pour une éthique du* care [1982], trad. fr. A. Kwiatek, revue par V. Nurock, prés. S. Laugier et P. Paperman, Paris, Flammarion, 2008. Voir sur ce point S. Laugier, « Le sujet du *care* : vulnérabilité et expression ordinaire », dans P. Molinier, S. Laugier, P. Paperman, *Qu'est-ce que le* care ? *Souci des autres, sensibilité, responsabilité, op. cit.*, p. 176 *sq*.

3. J. Lagrée a également insisté sur cette prise en compte de la temporalité du patient dans *Le médecin, le malade et le philosophe*, Paris, Bayard, 2002, p. 86.

vie et de ses souhaits sur sa vie à venir, et elle ne doit pas non plus chercher à orienter le récit de la personne, si elle en produit un[1].

Une telle forme d'écoute ne se réduit ou ne se confond donc pas avec des gestes ou des attitudes qui ont été aussi associés au « care » en éthique médicale : une présence, un sourire, une parole bienveillante, l'expression gestuelle ou verbale de l'empathie[2]. Dans la forme de care ici envisagée, la voix du patient est repositionnée ; ce dernier transmet un point de vue, voire un savoir– nous reviendrons sur ce terme – sur la maladie, distincts de ceux de l'équipe de soin mais tout aussi importants ; la décision médicale est visée comme le résultat d'un échange entre le patient (dans certains cas, ses proches) et l'équipe médicale. Cela n'exclut pas de possibles divergences de vues, qui elles-mêmes doivent être abordées et traitées dans une relation « caring ».

Afin d'appréhender le sens et la portée du passage d'une vision de la relation médecin/patient fondée sur l'écoute bienveillante du premier à l'égard du second à la perspective d'un repositionnement du patient et donc de la relation, nous allons nous intéresser à des pratiques qui ont peu retenu l'attention des philosophes en France à ce jour, le plus souvent désignées (en France du moins) par l'expression d'éducation thérapeutique. Ces pratiques sont diverses en termes de structuration et d'organisation institutionnelles, de procédure d'évaluations, de formats pédagogiques et de contenu délivré, et même de destinataires puisqu'elles peuvent parfois, outre le patient, concerner aussi les proches de ceux-ci, ses aidants au quotidien[3].

---

1. Je me permets de renvoyer, au sujet de ces écueils, à mon article : « La vertu thérapeutique du récit de vie : illusion humaniste ou réalité d'un soin bien compris ? Enjeux d'une "éthique du dialogue" en médecine contemporaine », *Perspective soignante* 46, 2013, avril, p. 42-57.

2. Voir la présentation et la discussion de ce type de « care » et des rôles professionnels qui lui sont associés par T. L. Beauchamp et J. F Childress, *Les principes de l'éthique biomédicale*, trad. fr. M. Fisbach, Paris, Les Belles Lettres, 2008, p. 53 *sq.*

3. C. Tourette-Turgis et J. Thiévenaz, « L'éducation thérapeutique du patient : champ de pratique et champ de recherche », *Savoirs* 35, 2014, p. 9-48.

Mais généralement parlant, cette notion désigne un ensemble de pratiques destinées à aider le patient : ainsi, on peut vouloir éduquer un patient pour lui apprendre à suivre son traitement ou à utiliser une technologie d'assistance, faire évoluer son mode de vie pour alléger les symptômes d'une maladie chronique, composer avec celle-ci, ou encore pour retrouver des gestes, des activités qui redeviennent possibles grâce à un traitement mais qui ont été oubliés de longue date à cause de la maladie.

Elles sont considérées sinon comme des formes de soin en tant que tel, du moins comme un étayage du soin, et même une contribution au bon soin, en particulier dans le cas de maladies chroniques. En effet, elles sont destinées à transmettre des connaissances au malade, voire à ses proches, utiles lorsqu'il sera sorti de l'hôpital et revenu à son domicile. Nous ne commenterons pas ce point plus avant, mais l'on retrouve à leur sujet la même oscillation que celle commentée au chapitre précédent au sujet de la notion d'accompagnement : soin à part entière ou surcroît de soin.

Dans la plupart des sociétés où ces pratiques existent, sous le nom d'éducation thérapeutique ou autre, ces pratiques sont envisagées comme de potentiels facteurs de réduction des coûts des politiques de santé, en particulier parce qu'elles contribuent à l'émergence d'un patient acteur de sa santé. Mais elles sont aussi associées à la transformation de la relation de soin que nous venons d'évoquer et à la volonté de faire émerger un patient qui décide ou a minima participe à la décision qui le concerne, un « patient actif et réformateur » [1]. En ce sens, elles pourraient être perçues comme une sorte de prolongement de la démarche collaborative, co-construite ou partagée, évoquée plus haut, un prolongement justifié pour le retour à domicile de nombreuses personnes destinées à vivre avec leur maladie. Cependant, il y a, là encore, une certaine ambiguïté, car l'éducation thérapeutique peut être perçue comme ce qui permet au patient d'accomplir soi-même certains gestes, notamment à

---

1. D. Jodelet, « La place des représentations sociales dans l'éducation thérapeutique », *Éducation permanente* 195, 2013, p. 39-40.

domicile, à vivre mieux au quotidien avec sa maladie, mais sans qu'on cherche particulièrement à voir dans cette capacité le symbole d'un patient responsable des décisions médicales qui le concernent.

On peut ainsi avoir l'impression que ces pratiques d'éducation thérapeutique renvoient à un ensemble extrêmement hétérogène de finalités :

– Des actions orientées vers l'acquisition par les malades de connaissances liées à leur pathologie ;

– Des actions orientées vers la verbalisation de l'expérience vécue du malade ou la mise en récit des difficultés rencontrées dans sa vie quotidienne, mais également le repérage des ressources et des stratégies qu'il met en œuvre ;

– Des actions orientées vers l'accompagnement psychosocial (« connaître mes droits sociaux », « maîtriser les procédures d'emprunt bancaire », « participer à un atelier sur le retour au travail », « préparer l'après- cancer ») ;

– Des actions à destination des patients-experts, visant à leur fournir les outils nécessaires dans une démarche collaborative pour qu'ils puissent à leur tour participer à des programmes d'éducation ou d'accompagnement auprès d'autres patients ou intervenir comme formateurs auprès de soignants ou d'étudiants en médecine. ;

– Des actions conduites en direction des proches et des aidants ;

– Des actions à destination des acteurs de santé ;

– Des actions à destination des soignants ;

– Des actions pilotes innovantes comme les universités des patients visant à inclure des malades dans des cursus diplômants en éducation du patient et leur permettre d'exercer des fonctions dans le champ de la formation, de la santé et de l'éducation thérapeutique [1].

Toutefois, cette pluralité de finalités peut être aussi envisagée à travers les tensions qu'elle recèle entre différents « modèles » et orientations. Selon Luigi Flora, la question à poser face à cette apparente diversité est celle de la participation des patients, et non

---

1. C. Tourette-Turgis et J. Thiévenaz, « L'éducation thérapeutique du patient : champ de pratique et champ de recherche », art. cit., p. 24-25.

leur éducation au sens d'une pédagogie descendante pilotée par le médecin, axées sur l'observance thérapeutique et la qualité de vie [1].

Dans le présent chapitre, nous allons voir dans quelle mesure nous pouvons étayer cette hypothèse en abordant les pratiques d'éducation thérapeutique à travers l'éthique du care. Historiquement, les pratiques d'éducation thérapeutique ont sans doute avant tout été conçues comme des initiatives que l'on peut décrire à travers les deux premiers volets du care identifiés par Joan Tronto : *caring about* et *taking care of*. À rebours d'une attitude indifférente ou négligente, il s'agit ainsi en premier lieu de s'appliquer à la communication d'informations ou de connaissances essentielles pour le malade, notamment lorsqu'il s'apprête à rentrer chez lui et a besoin, seul ou avec son entourage proche, de maîtriser certaines façons de faire avec la maladie et de se soigner, ou de développer une capacité à percevoir certains symptômes.

On trouve une illustration claire de cette dimension dans le propos de Hiram Nickerson, « *health educator* » aux États-Unis qui, en 1972, promouvait la mobilisation des médecins dans des programmes d'éducation de patients *pour et au-delà* du temps d'hospitalisation. Commentant en ces termes une étude menée en 1963-1964, il indique :

> Les principaux résultats montrent qu'environ la moitié des patients avaient une ou plusieurs questions sans réponse à la sortie de l'hôpital. 65 % d'entre eux ont déclaré qu'ils n'avaient reçu aucune instruction spécifique sur les soins à prodiguer après leur sortie de l'hôpital et 64 % ont déclaré qu'ils n'avaient pas eu le temps de recevoir des instructions. Les patients n'ont pas apprécié la désinvolture des médecins, des internes et des infirmières, qui ont répondu à leurs questions en les éludant. Ils voulaient savoir ce qu'on leur avait fait et pourquoi. *Ils voulaient que le médecin s'assoie et leur parle seul à seul, ne serait-ce que brièvement.* Ils

---

1. L. Flora, « Pour une éducation thérapeutique porteuse de sens », *Education permanente* 195, 2013, p. 26.

voulaient des réponses simples et moins de termes médicaux. Il aurait été facile de répondre à la plupart des questions[1]. [Je souligne]

Dans cette analyse, l'on observe que la décision du care – au sens de « to care about » selon J. Tronto – en matière d'éducation thérapeutique se traduit de façon diverse en matière de « taking care of ». Cela commence par le simple fait de répondre au souhait des patients que les médecins s'assoient quelques minutes avec eux, comme l'indique la citation précédente, et répondent aux questions des patients et de leurs familles. Cela peut se poursuivre par l'élaboration de véritables programmes d'éducation thérapeutique. Hiram Nickerson décrit ceux-ci, conçus avec des temps collectifs et des temps individuels ainsi que des temps de transmission de médecins à patients mais aussi de patients à patients – nous reviendrons sur cette idée importante. Ces programmes sont aussi conçus de sorte qu'un patient peut y entrer à tous moments :

> Le programme d'éducation des patients de la Joslin Diabetes Foundation de Boston, dirigé par Robert Bradley, M.D., a pour but d'apprendre au patient à prendre en charge lui-même une maladie chronique et à prévenir le développement de complications secondaires. (...) Tous les patients suivent des cours pour apprendre les bases de l'analyse d'urine, l'importance des soins des pieds, etc. Le patient peut entrer dans l'unité à tout moment du cycle éducatif et en sortir lorsqu'il a terminé le cycle. À d'autres moments de la journée, le patient et l'infirmière ou le patient et le médecin peuvent avoir une séance individuelle en fonction des besoins particuliers du patient. La thérapie de groupe informelle est une composante de ce programme du fait que les patients vivent ensemble 24 heures sur 24 pendant une période de cinq à six jours. L'expérience a appris au personnel que le programme doit être divisé en petites unités et que la même information doit être énoncée plusieurs fois[2].

1. H. Nickerson, « Patient Education », *Health Education Monographs*, vol. 1 issue 31, 1972, p. 95 (ma traduction).
2. *Ibid.*, p. 95-96.

Ces programmes, qui exigent beaucoup de souplesse organisationnelle et relationnelle, visent notamment l'après-hospitalisation, afin de rendre possible une forme de vie ajustée, hors de l'hôpital. Ils cherchent à transmettre un savoir utile en ce sens[1]. Depuis le test d'urine aux modifications de l'environnement de vie pour le rendre approprié au soin requis par la maladie, il y a donc beaucoup de gestes, de pensées certainement irréductibles à une liste de « bonnes pratiques » que l'on peut associer au « *care-giving* »[2].

Qu'en est-il de la dimension de « *care-receiving* », qui renvoie à l'appréhension du soin par celui qui en bénéficie, et qui met donc l'accent sur la dimension relationnelle du care ? Elle ne va pas de soi et mérite d'être explorée plus avant. C'est en nous intéressant à elle que nous pouvons aborder l'enjeu des « modèles » et orientations de l'éducation thérapeutique et des tensions entre eux, que nous évoquions précédemment.

En effet, dans la réflexion actuelle sur l'éducation thérapeutique en France, une critique récurrente se fait entendre au sujet de ce que Catherine Tourette-Turgis et Joris Thiévenaz appellent « l'éducation traditionnelle du patient »[3]. Ils l'opposent eux-mêmes à ce qu'ils dénomment « l'éducation à l'autogestion », qu'ils rapprochent de la notion de « *self management* ». Dans un cas comme dans l'autre, l'éducation thérapeutique des patients consiste à dispenser des informations. Cependant, dans l'éducation à l'autogestion, ces informations visent « le développement de compétences de résolution de problèmes dans la vie quotidienne avec la maladie au niveau médical, social et émotionnel afin de renforcer le sentiment

---

1. H. Nickerson, « Patient Education », art. cit., p. 96.
2. C. Ibos, A. Damamme, P. Molinier et P. Paperman, *Vers une société du care : une politique de l'attention*, Paris, Les éditions du Cahier bleu, 2019, Introduction : « Cette réflexion critique engage la production du savoir, ces façons de concevoir la réalité sociale qui ont rendu possible la marginalisation et la dévalorisation de l'éthique et des pratiques de soin – ou pire, l'ont réduite à une liste de bonnes pratiques. », p. 12.
3. C. Tourette-Turgis et J. Thiévenaz, « L'éducation thérapeutique du patient : champ de pratique et champ de recherche », art. cit.

d'efficacité personnelle »[1]. Ce second modèle est, selon eux, ouvert à la collaboration des médecins, des soignants et des patients qui peuvent aussi participer à la formation comme experts de leur propre pathologie. Ce modèle est associé à un « climat de collaboration ».

Pour eux, prévaut en France ce qu'ils appellent « l'éducation traditionnelle du patient » – du moins sur un plan institutionnel et légal[2]. La « posture de l'apprentissage par l'expérience » a trouvé un premier ancrage dans l'histoire du sida, dans laquelle ce sont les malades eux-mêmes, face à l'absence de soin médical possible, qui ont contribué à élaborer des réponses, articulé à « la notion de counseling, de co-counseling et d'*empowerment*[3]. Mais même dans le cadre d'associations, les malades ont à leurs yeux moins investi le champ de l'éducation thérapeutique que dans d'autres pays (USA, Grande-Bretagne)[4]. On pourrait sans doute nuancer cette perception des choses, notamment pour souligner que dans d'autres sociétés, l'éducation thérapeutique est peut-être tout autant « traditionnelle »[5]. Mais ce n'est pas l'objet du présent propos.

Pour revenir à la question du « *care-receiving* », il est intéressant de relever que ce climat de collaboration qu'ils appellent de leurs vœux apparaît sans doute, même lorsqu'il n'est pas souhaité, dans « l'éducation traditionnelle du patient ». En effet, même lorsque des formations sont organisées sur un mode vertical, certaines analyses ethnographiques montrent que les modules ou les sessions d'éducation thérapeutique apparaissent comme des « scènes » où se jouent beaucoup plus de choses que ce que prévoit un modèle

1. *Ibid.*, p. 14.
2. *Ibid.*, p. 17.
3. C. Tourette-Turgis, *Le Counseling*, Paris, P.U.F., 1996 ; O. Gross, *L'engagement des patients au service du système de santé*, Paris, Doin, 2017.
4. D'où l'importance pour C. Tourette-Turgis de positionner institutionnellement sa conception de l'éducation thérapeutique à l'Université. Voir C. Tourette-Turgis, L. Pereira Paulo et M. P. Vannier, « Quand des malades transforment leur expérience du cancer en expertise disponible pour la collectivité – l'Exemple d'un parcours diplômant à l'université des patients », *Vie Sociale* 25-26, p. 159.
5. A. Coulter, *Engaging Patients in Healthcare*, Maidenhead, Open University Press, 2011.

pédagogique de type vertical, centré sur le savoir médical. Ainsi, Cécile Fournier et Aurélien Troisœufs considèrent que la formation pour les patients atteints par la maladie de Parkinson qu'ils ont pu observer s'apparente à :

> un lieu de négociation, un temps au cours duquel pourraient être partagés et discutés ce que les individus souhaitent réellement être ou faire, face à la maladie, et la valeur qu'ils attribuent à ces actions ; comme un lieu de conversion des ressources proposées en capabilités, ne se limitant pas à une discussion engageant l'adaptation des objectifs médicaux, mais ouvrant une négociation où l'expérience vécue de la maladie et du traitement et les compétences et les attentes qui s'en dégagent puissent questionner les postures, les choix médicaux [1].

L'approche interactionniste que Cécile Fournier et Aurélien Troisœufs reprennent à leur compte sur le terrain d'enquête leur permet d'étudier les « codes de conduite verbaux, comportementaux, scéniques, mobilisés au cours des séances d'ETP » [2] et de mettre en évidence que ces sessions sont des espaces dans lesquels non seulement des connaissances, mais aussi « des expériences et de l'incertitude » sont partagées, ainsi qu'une certaine forme de « fragilité », même si cela n'est pas prévu dans le programme de transmission de savoirs (faire/être) : « Ainsi, l'ETP apparaît comme un scénario avec des rôles préétablis qui se complexifient dans l'action ». Ils soulignent aussi les effets en ce sens de l'intervention associative et ceux liés à l'intervention de patients sur la transmission/vulgarisation d'un savoir médical [3].

---

1. C. Fournier et A. Troisœufs, « Éduquer le patient ou transformer l'action publique : un espace d'expression pour les patients », *Sciences sociales et santé* 36, 2018, p. 38.
2. A. Troisœufs, C. Fournier et M. Bungener, « Soigner les relations pour rapprocher. Le rôle de l'éducation thérapeutique autour de la stimulation cérébrale profond dans le traitement de la maladie de Parkinson », dans S. Desmoulin-Canselier, M. Gaille, B. Moutaud, *La stimulation cérébrale profonde. De l'innovation au soin*, Paris, Hermann, 2019, p. 199.
3. *Ibid.*, p. 213-214.

Au-delà de ces observations ethnographiques, il convient de remarquer que d'autres modèles ou orientations ont été élaborés pour dépasser ce cadre vertical et créer une forme horizontale de relation entre le professionnel de santé et le patient. La réflexion en termes de partenariat développée par Marie-Pascale Pomey, médecin de santé publique à l'Université de Montréal, constitue à ma connaissance l'une des formes les plus abouties de cette élaboration et elle est bien connue des acteurs du domaine académique et soignant en France.

Ses caractéristiques principales sont les suivantes. Le modèle dit partenarial revendique une différence avec le modèle « patient-centré » : celui-ci est attentif à ce que sait, ressent et perçoit le patient au sujet de sa maladie et du soin qui lui est prodigué ; il est soucieux de ne pas « modeler un patient conforme aux attentes du soignant et à un certain ordre social »[1], et de le rendre capable « de raisonner, de faire des choix de santé, de réaliser ses propres projets de vie et d'utiliser au mieux les ressources du système de santé »[2]. De son côté, le modèle partenarial place le patient en position de co-élaborateur de l'éducation thérapeutique. Autrement dit, dans le modèle partenarial, il ne suffit pas de proposer une éducation thérapeutique qui parte des besoins des patients, de ce qu'ils savent, de leurs perceptions, de leur compréhension de la situation thérapeutique, et de la connaissance de leur vécu et de leur environnement de vie, notamment familial[3]. Bien plutôt

> il s'agit d'accompagner une transformation des représentations et comportements en considérant le patient comme un sujet apprenant qui s'insère dans une organisation de soins, laquelle devient

1. D. Simon, P. Y. Traynard, F. Bourdillon, R. Gagnayre, A. Grimaldi (dir.), *Éducation thérapeutique. Prévention et maladies chroniques*, 3 e éd., Paris, Elsevier Masson, 2013, chap. i, P. Y. Traynard et R. Gagnayre, « L'éducation thérapeutique du patient atteint de maladie chronique », p. 3.

2. *Ibid.*, p. 4.

3. *Ibid.*, chap. iv, A. Giordan, « Innover en matière d'éducation thérapeutique », p. 27 ; voir aussi le rapport de B. Charbonnel, Chr. Saout et D. Bertrand, « Pour une politique nationale d'éducation thérapeutique du patient », 2008, p. 34. Accessible en ligne : https://solidarites-sante.gouv.fr/IMG/pdf/rapport_therapeutique_du_patient. pdf, consulté le 15 décembre 2019.

elle-même apprenante dans le but d'améliorer la qualité de vie des malades atteints de maladies chroniques et la qualité des soins comme l'accessibilité, la continuité, l'efficacité, la coordination et la sécurité[1].

Dans une éducation thérapeutique fondée sur un tel modèle, le repositionnement du patient est rendu possible par le fait que le professionnel de santé se met en position d'apprendre à son tour, et vice-versa. La relation partenariale acquiert dans cette perspective les traits d'un échange. Elle fait se côtoyer – « se coudoyer » selon l'expression d'Ève Gardien[2] – des regards différents et complémentaires sur la maladie et le soin qu'elle requiert ; elle fait ainsi émerger une forme hybride de connaissance.

Sur ce point, il ne faut pas négliger qu'à l'exigence d'une certaine forme d'écoute répond celle d'une certaine forme de transmission par les patients et les malades eux-mêmes de l'éclairage qu'ils apportent au sujet de la maladie et de sa prise en charge[3]. Cela pose, selon Jeannette Pols, la question de la « transférabilité » du savoir du malade, d'un savoir selon elle « brouillon » au départ, qui doit se convertir en une forme de savoir équivalente à la science médicale[4].

On peut cependant discuter de la nécessité d'une telle conversion de ce que sait le patient en une forme équivalente à la science médicale et chercher autre chose que cette équivalence. L'idée d'un « savoir expérientiel » semble ici plus appropriée, du moins dans l'acception qui en est proposée par Ève Gardien. D'une certaine manière, il semble que l'on puisse appréhender de façon assez aisée cette idée de savoir expérientiel dans la mesure où « la vie quotidienne est un processus social de production et de transmission de savoirs issus de l'expérience » et que, « sans l'appropriation de

---

1. M.-P. Pomey *et al.*, « Le « Montreal model » : enjeux du partenariat relationnel entre patients et professionnels de la santé », *Santé Publique*, 2015, p. 41-50.
2. È. Gardien, « Les savoirs expérientiels : entre objectivité des faits, subjectivité de l'expérience et pertinence validée par les pairs », *Vie sociale* 25-26, 2019, p. 97.
3. L. Flora, « Savoirs expérientiels des malades, pratiques collaboratives avec les professionnels de santé : état des lieux », *Éducation permanente*, art. cit., p. 61.
4. J. Pols, « Knowing Patients : Turning Patient Knowledge into Science », *Science, Technology, & Human Values* 39, 2014, p. 75.

savoirs sur le monde, sur autrui et sur soi-même, l'être humain serait particulièrement vulnérable, incapable de s'orienter dans un univers empli de phénomènes ne faisant pas sens pour lui »[1]. En réalité, la constitution de ce savoir implique ce qu'Ève Gardien appelle une « sémantisation de l'expérience » au sens où l'expérience n'est pas donnée *sponte sua*, mais à travers un rapport construit au réel, un travail de mise en forme et de mise en signification, toujours évolutive[2]. C'est dans le travail de sémantisation qu'un tel savoir acquiert la forme nécessaire à sa transmission. Dans la mesure où ce travail est mené à bien, on peut considérer que le patient a, autant que les professionnels du soin, un savoir à transmettre et à partager avec eux sur la maladie et le parcours de soin.

À partir de cette conception partenariale de la relation de soin en contexte médical, étayée par l'idée d'un tel « savoir expérientiel » du patient, on peut envisager un *style* médical en accord avec la manière dont l'éthique du care envisage l'écoute active.

L'équipe de l'Université de Montréal est aujourd'hui engagée dans une recherche terminologique pour rendre compte du projet de médecine associé à ce modèle partenarial[3]. Au sein de cette recherche, elle s'inscrit dans une histoire qui, depuis une vingtaine d'années dans différents pays, réunit un ensemble de démarches et de pratiques, de l'éducation à la santé à l'éthique clinique en passant par l'« éducation thérapeutique ». Toutes, à des degrés et selon

1. È. Gardien, « Qu'apportent les savoirs expérientiels à la recherche en sciences humaines et sociales ? », art. cit., p. 98.
2. *Ibid.* On peut sans doute envisager le projet d'une université des patients comme une manière de contribuer à cette sémantisation – ainsi qu'à la reconnaissance ou légitimation de cette expérience comme savoir. C. Tourette-Turgis, L. Pereira Paulo et M. P. Vannier, « Quand des malades transforment leur expérience du cancer en expertise disponible pour la collectivité – l'Exemple d'un parcours diplômant à l'université des patients, art. cit., p. 159.
3. Voir le dossier de *Health Care Quarterly* 21 : « Un portrait canadien de la révolution internationale sur l'engagement des patients », 2018 ; P. Michel *et al.*, « Approche terminologique de l'engagement des patients : point de vue d'un établissement de sante français », *Revue d'Épidémiologie et de Santé Publique* 68, 2019.

des formats divers, conduisent à développer chez le patient une compréhension de sa maladie et de son traitement et une capacité à devenir « partie prenante de la dynamique de soins et de services »[1]. Pour qualifier et identifier le modèle partenarial dans cette histoire, l'équipe de l'Université de Montréal s'intéresse actuellement à la notion d'accompagnement – que l'on retrouve donc ici aussi[2].

Cet usage pour décrire une action visant « l'émancipation » des personnes malades n'est pas inédit. Quelques années auparavant, Ch. Saout, tout en soulignant que la notion mériterait d'être définie plus précisément qu'elle ne l'est, considérait déjà qu'elle pouvait servir d'« ombrelle » à tout un ensemble d'actions[3]. Il proposait de considérer l'accompagnement à l'autonomie en santé comme l'objectif à viser, entendue non comme une addition d'actions (information, éducation, conseil, soutien), mais comme une orientation « visant l'émancipation des personnes », par différence avec une visée de « responsabilisation opposée aux seules personnes et dégageant celles des organisations publiques et privées »[4]. Il rapprochait cette conception de l'accompagnement à l'autonomie en santé de l'éducation thérapeutique telle qu'elle a été définie par l'Organisation Mondiale de la Santé en 1998 et par la Mission mise en place dans le cadre des travaux préparatoires à la loi de 2009 :

> L'éducation thérapeutique s'entend comme un processus de renforcement des capacités du malade et/ou de son entourage à prendre en charge l'affection qui le touche, sur la base d'actions

1. *Guide d'implantation du partenariat de soins et de services. Vers une pratique collaborative optimale entre intervenants et avec le patient*, Montréal, Ruis de l'Université de Montréal, 2014, p. 30.

2. En réalité, cette notion apparaît déjà dans leur réflexion dès la fin des années 2000, mais comme un élément parmi d'autres de la réflexion sur la participation des patients à l'hôpital et les formes du soin, voir M.-P. Pomey et V. Ghadi, « La participation des usagers au fonctionnement des établissements de santé : une dynamique encore à construire », *Santé, société et solidarité* 2, 2009, p. 53-61.

3. Ch. Saout, avec le soutien de J. Voiturier, « Capsanté !, « Rapport en vue du cahier des charges des expérimentations des projets d'accompagnement à l'autonomie prévues par le projet de loi de modernisation de notre système de santé », doc. cit., p. 5.

4. *Ibid.*, p. 5.

intégrées au projet de soins. Elle vise à rendre le malade plus autonome par l'appropriation de savoirs et de compétences afin qu'il devienne l'acteur de son changement de comportement, à l'occasion d'événements majeurs de la prise en charge (initiation du traitement, modification du traitement, événements intercurrents, etc.) mais aussi plus généralement tout au long du projet de soins, avec l'objectif de disposer d'une qualité de vie acceptable par lui[1].

Ainsi entendue, l'idée d'accompagnement semble en effet présenter plusieurs avantages pour qualifier un style de soin dans lequel le patient est envisagé comme récepteur, mais aussi producteur et transmetteur d'un savoir et partenaire des professionnels de santé. Elle semble tout d'abord constituer un garde-fou contre les formes de « paternalisme doux » qui se déploient, même dans des contextes de soin où le patient est perçu comme le « *manager* » de sa propre santé[2], « client » du médecin et seule source des décisions qui concernent sa santé. Sans prendre les décisions à sa place ou l'induire à prendre telle ou telle orientation thérapeutique, fût-ce au nom de son « bien », une médecine qui « accompagne » une personne confrontée à une maladie co-construit avec elle un parcours, avec ce que cela implique de bricolage au quotidien et de relation de soin[3]. Dans cette perspective, se niche la possibilité de s'ajuster à la temporalité vécue de la maladie et du soin[4].

Un autre intérêt de la notion d'accompagnement réside dans sa signification large, et non spécifique à des pratiques exclusivement médicales. Nous avions déjà souligné ce point au sujet des

1. *Ibid.*, p. 16-17.

2. T. Moerenhaout et I. Devisch, « "Good patients manage their health": a critical conceptual analysis of the patient as health manager », 2018, Conference Paper, https://biblio.ugent.be/publication/8588239.

3. A. Mol, *Ce que soigner veut dire : Les patients, la vie quotidienne et les limites du choix, op. cit.*

4. Ce serait en quelque sorte, au moins pour partie, la réciproque de l'idée de « compétences d'adaptation » du patient à sa maladie, lorsque celle-ci est évolutive. Voir au sujet de ces compétences J.-Fr. d'Ivernois, R. Gagnayre et les membres du groupe de travail de l'IPCEM, « Compétences d'adaptation à la maladie du patient : une proposition », *Education Thérapeutique du Patient – Therapeutic Patient Education* 3(2), 2011 ; p. 201-205.

situations de fin de vie. En effet, la notion d'accompagnement permet d'envisager un continuum d'actions dans lequel ces pratiques s'inscrivent et se relient à d'autres formes d'intervention : accompagnement par les proches, des aidants, une « communauté » de quartier, une association, dans le cas d'une médecine hospitalière, lien à la médecine dite de ville, etc. Ce maillage existe déjà pour partie et les politiques de santé l'ont également parfois organisé, mais sans l'ériger en principe structurant de l'action. Un terme comme celui d'« accompagnement » a l'avantage de permettre de qualifier une action élargie et reposant sur différents positionnements et compétences, maillées entre elles au profit de la personne malade.

Toutefois, l'idée selon laquelle une telle vision nous permettrait d'échapper au « paternalisme doux » n'est peut-être que partiellement vraie. Comme nous l'avons vu au chapitre précédent, la politique d'« accompagnement » de la fin de vie en France ces deux dernières décennies repose sur un cadre juridique qui laisse une certaine marge d'interprétation quant à la liberté de décider du patient et un équilibre instable et fragile existe finalement entre la place accordée à « l'autonomie » des patients et l'affirmation de certaines limites à celle-ci au nom de la solidarité[1]. Ici, de façon générale, Ch. Saout note que

> les dispositifs d'accompagnement n'ont pas tous une visée première d'autonomie, et il faut souligner que l'accompagnement peut potentiellement, sous des justifications apparemment acceptables, voire socialement souhaitables, intervenir comme un dispositif réducteur de l'autonomie individuelle, car porteur de normes sociales contraignantes et limitant de ce fait les libertés de la personne concernée[2].

1. M. Gaille et R. Horn, « Solidarity and Autonomy : Two Conflicting Values in English and French Health Care and Bioethics Debates ? », *Theoretical Medicine and Bioethics* 37, 2016, p. 441-446.
2. Ch. Saout, avec le soutien de J. Voiturier, « Capsanté ! Rapport en vue du cahier des charges des expérimentations des projets d'accompagnement à l'autonomie prévues par le projet de loi de modernisation de notre système de santé », doc. cit., p. 10.

Le sens de l'idée d'accompagnement doit donc être bien explicité et précisé pour éviter ce type d'ambiguïté. Mais quelles que soient les difficultés associées à la richesse sémantique de cette notion, la réflexion engagée par l'équipe de l'Université de Montréal en termes de partenariat et son recours à la notion d'accompagnement sont orientés, on le voit, vers la même finalité : repositionner le patient dans la relation avec le médecin ou l'équipe médicale comme partenaire.

Au début de ce chapitre, il a été souligné que la diversité des formes et orientations de « l'éducation thérapeutique » ne devait pas détourner l'attention de l'enjeu fondamental de la participation des patients à la décision qui les concerne et à la conception de leur parcours thérapeutique. En concentrant l'attention sur le modèle partenarial proposé par l'équipe de l'Université de Montréal, nous retrouvons bien cet enjeu et disposons d'une proposition, toujours en cours d'élaboration, qui illustre de façon exemplaire le passage que propose l'éthique du care de l'idée d'une écoute bienveillante du patient à la perspective de son repositionnement dans la relation de soin, passage dont nous avons pu examiner les différentes facettes en reprenant à notre compte la déclinaison de l'éthique du care en quatre volets : « *caring about* », « *taking care of* »/« *caring for* », « *care-giving* », « *care-receiving* ».

Certes, ce modèle partenarial rejette l'idée même d'éducation thérapeutique qu'il associe à une conception verticale et paternaliste de transmission du savoir médical au patient. Mais il convient de nuancer cette appréciation de la notion d'éducation dans le domaine du soin. Au contraire, la notion d'éducation a pu avoir une forte dimension émancipatoire, par exemple sous la plume de Paolo Freire au Brésil, et de celles et ceux qui ont repris à leur compte sa conception de l'éducation dans le domaine du soin médical[1]. C'est aussi à travers l'idée d'éducation thérapeutique que Pierre Dominicé

---

1. P. Freire, *Pedagogy of the Oppressed* [1970], Intro. D. Macedo, trad. angl. M. Bergman Ramos, New York-London, Continuum, 2000, p. 12.

et Aline Lasserre Moutet affirment une vision qui me paraît assez proche de ce modèle partenarial :

> De manière générale, et quelles que soient les formes, il faut reconnaître que l'éducation thérapeutique combat en tous les cas deux écueils : la centration sur la maladie à laquelle nous a accoutumés le courant biomédical, et ce qu'Illich a appelé il y a déjà bien des années, « l'expropriation de la santé ». L'intention d'éduquer manifeste, en tant que telle, une prise au sérieux du malade. Elle fait rupture avec l'attention unilatérale accordée le plus souvent au seuil objet privilégié que représente la maladie. [...] L'éducation thérapeutique des patients offre l'occasion d'interroger et de réinterpréter les fondements cliniques sur lesquels repose la pratique médicale [1].

Ainsi me semble-t-il essentiel ici de pouvoir reprendre en substance l'orientation du modèle partenarial du soin, sans faire du partenariat le terme décisif, et en laissant les choses ouvertes à une certaine pluralité terminologique selon les contextes socio-culturels où la problématique est abordée.

Comme dans le chapitre précédent, il est également utile de conclure sur l'objet de ce chapitre en revenant à l'idée de « caring democracy ». En effet, elle permet d'insister sur le fait que le care déployé dans des formes partenariales de relation entre patient et professionnels de santé ne relève pas, ou pas seulement, des (bonnes) dispositions des uns et des autres, mais aussi d'une approche politique, en termes d'allocations de ressources, d'organisation de parcours de soin et du travail au sein des institutions, qui rend aussi possible (ou non), favorise (ou non) des temps et des formes de relations partenariales.

Sur ce point, l'on ne peut que constater qu'au début des années 2020, en France, la situation peut être peu ou prou analysée dans les mêmes termes que ceux utilisés pour décrire la situation américaine dans les années 1970. En 1974, Michael Lesparre, le directeur de

---

1. P. Dominicé et A. Lasserre Moutet, « Pour une éducation thérapeutique porteuse de sens », *Éducation permanente* 195, 2013, p. 27.

la communication de l'Association américaine des hôpitaux, décrit l'action de cette association en vue de formuler une politique et développer les moyens d'améliorer l'accompagnement offert aux patients[1]. Selon lui, la nécessité de développer l'éducation thérapeutique n'est pas discutée dans les administrations hospitalières américaines, alors que les hôpitaux ne constituent pas des lieux naturellement propices à celles-ci, bien au contraire. Sans une action volontariste et planifiée à ce sujet, les hôpitaux n'organisent pas le travail des soignants et médecins de sorte que l'éducation thérapeutique ait une véritable place en leur sein[2].

Cinquante ans plus tard, force est de constater que la mise en œuvre de cette action volontariste est très inégale d'une société à l'autre. Dans de nombreux services de soin, l'éducation thérapeutique repose encore – et c'est largement le cas en France – sur la bonne volonté de l'équipe médicale et du temps qu'elle est disposée, en sus de ses horaires de travail, à prendre pour mettre en place de telles formations, même si dans certains pays, comme le Québec, plusieurs schémas et modèles ont été élaborés pour la mise en place de programmes d'éducation thérapeutique par les pouvoirs publics[3]. Comme dans le cas des politiques d'accompagnement de la fin de vie, la « *caring democracy* » constitue sur ce point un idéal à poursuivre.

---

1. M. Lesparre, « The Role of the Hospital Organization in Patient Education », *Health Education Monographs*, vol. 2, issue 1, 1974, p. 44-47.

2. M. Lesparre : « The fact is that unless the institution has a planned educational program, the patient's knowledge about his illness or his health in general is rarely assessed, and there is no systematized effort made to determine whether or not he will follow instructions presented by the physician or nurse following discharge. Without programming, the patient's questions remain unanticipated. To add to the burden, the hospital experience is most frequently episodic and disconnected from other aspects of the patient's life, as if his illness were in no way related to his life style, his personality, or to recent events. », *Ibid.*, p. 44-45.

3. Voir par ex. le Rapport final sur un programme « Partenaires de soin », remis à Santé Canada dans le cadre du Programme de contributions pour les politiques en matière de soins de santé (PCPMSS) par Paule Lebel, directrice scientifique, en juin 2013. Accessible en ligne : https://medecine.umontreal.ca/wp-content/uploads/sites/8/programme_partenaires-de_soins.pdf. Consulté le 11 novembre 2019.

Ainsi, l'éthique du care permet de décrire, à travers l'idée d'une écoute active et celle de « *caring democracy* », une évolution en cours de la relation de soin, à confirmer par les politiques de santé. Poursuivons la réflexion sur un autre aspect que l'éthique du care met également en évidence : comment le soin est-il prodigué dans une telle relation ? Est-ce une activité simple ou complexe ? Le care médical rencontre-t-il des situations difficiles, susceptibles de remettre en cause sa possibilité même ? Quelles conséquences tire-t-il de l'expérience de telles situations ?

CHAPITRE III

LA *MÉTIS* DU CARE

> Parce que le malade navigue sans cesse entre la vie et la mort, qui sont les deux pôles et les deux questions entre lesquels se situe l'activité du médecin, et que dans un laps de temps compté, mais qu'il fait bouger aussi et reculer par son acharnement, le médecin et son malade doivent inventer ensemble la relation bienfaisante[1].

Ce chapitre est consacré à l'une des dimensions du care identifiées par Berenice Fischer et Joan Tronto : celle du « *caregiving* ». L'analyse du « *caregiving* » en contexte médical permet en effet de mettre en évidence toute la complexité de cette activité, et notamment la nécessité qu'elle rencontre quasi constamment d'ajuster ses modalités, au point que cette capacité d'ajustement forme une véritable compétence, qui s'acquiert sans doute au moins en partie à travers l'expérience : une capacité qui joue un rôle central pour que le care puisse réellement se déployer, et qui me semble s'apparenter à la notion grecque de *métis* – d'où le titre du chapitre, c'est-à-dire à une forme d'intelligence, parfois qualifiée de rusée (en anglais, l'on pourrait peut-être parler d'« *insight* »), qui se déploie dans des contextes évolutifs et se traduit par des formes d'action souples, changeantes[2]. Cette compétence est autant celle du patient que du professionnel de santé, même si nous nous attacherons ici avant tout à commenter la *métis* propre au « *caregiver* ».

Cet ajustement peut porter sur les gestes, les pratiques, la position dans la relation, les objectifs, etc. Il s'opère pour rendre le soin possible ou le maintenir, mais peut-être aussi pour l'interrompre au moment où le poursuivre deviendrait problématique sur un plan

---

1. H. Guibert, *Le protocole compassionnel, op. cit.*, p. 95-96.
2. M. Detienne et J.-P. Vernant, *Les Ruses de l'intelligence, la Mètis des Grecs*, Paris, Flammarion, 1974.

éthique. Dans certains cas, il s'agit bien de poser des limites, avant que le care ne devienne malfaisant à force de vouloir s'exercer, même si l'on parle mal à propos du « retrait » du soin pour indiquer en réalité le passage d'une démarche curative à une démarche palliative dans les situations de fin de vie. Cet ajustement peut se faire jusqu'à un certain point de façon harmonieuse mais parfois être associé à des conflits entre des visions antagonistes du « bon soin » et à des situations dans lesquels des visions du care et de sa finalité divergent.

Cet ajustement peut être opéré par des personnes et des services, à leur propre initiative, mais aussi être encouragé, voire organisé par les institutions de soin[1]. Dans ce chapitre, nous évoquerons avant tout des exemples qui relèvent de l'initiative personnelle, mais il convient de garder la deuxième modalité à l'esprit, car elle renvoie à la capacité d'une institution à proposer elle-même des ajustements et au rôle qu'une institution joue dans le fait de rendre possible, entraver, voire empêcher les ajustements opérés par les personnes qui travaillent en son sein. Les deux modalités sont en constante interaction et tout aussi essentielles l'une que l'autre.

Les ajustements des « caregivers » apparaissent comme des réponses à des situations de soin qui les obligent à faire des pas de côté en vue de prodiguer leurs soins, par rapport aux procédures en vigueur, à la déontologie professionnelle, aux principes de l'éthique du soin, à leurs conceptions morales, ou encore en termes de temporalités du soin. Leur analyse sera ainsi également l'occasion d'explorer certaines tensions éthiques associées à ces pas de côté et à partir de là de commenter le sens de l'expression *vivre aussi bien que possible*, que l'on rencontre dans la définition du care proposée par Berenice Fischer et Joan Tronto, pour une telle dynamique d'ajustement.

Pour soigner les malades, il faut peut-être commencer par connaître leur expérience vécue de la maladie et dans certains cas,

---

1. R. M. Zaner, *Conversations on the Edge. Narratives of Ethics and Illness*, Washington, D.C., Georgetown University Press, 2004.

cette expérience renvoie à une forme d'instabilité et d'évolution liée au cours de la maladie – requérant de ce fait pour les « *caregivers* » des ajustements récurrents. Ainsi, pour un certain nombre de pathologies chroniques, il peut exister, malgré la dimension de routinisation d'un état de crise[1], un enchevêtrement complexe de temporalités, notamment dans les situations de polypathologie ou de multimorbidité. Todd Meyers décrit en ce sens

> un processus où des épisodes critiques sont souvent suivis de moments d'accalmie ou d'apparent rétablissement, et ainsi de suite (…) c'est un jeu permanent entre la durée et l'événement : très souvent, la maladie sort du cadre de l'expérience puis y fait de nouveau irruption, de manière plus ou moins inattendue[2].

De ce fait, coexistent souvent, dans l'expérience de la maladie chronique, de la nouveauté et de la répétition, que ce soit dans les moments de crise ou dans ceux de rétablissement. La chronicité s'avère instable ; elle exige donc des efforts constants et réitérés d'adaptation de la part de la personne malade et partant un care également en constant ajustement.

Cette capacité d'ajustement est sans doute aussi particulièrement mobilisée dans les contextes de fin de vie car alors, le care doit pouvoir tenir compte de la complexité qui caractérise parfois le rapport à la mort lorsqu'on sait la fin de vie proche. Comme en témoigne Hervé Guibert, le désir de vivre peut s'exprimer fortement au moment où la mort semble devenir une menace proche :

> Arrive un moment, est arrivé pour moi en tout cas ce moment, où l'on se fiche complètement de son taux de T4, dont on a pourtant suivi l'évolution, les hauts et les bas, les effondrements et les redressements spontanés, deux ou trois ans durant, comme le plus grand des suspens, le suspens crucial. (…). Je ne veux plus savoir où j'en suis, je ne le demande plus au médecin, ni à voir les résultats des analyses qu'on a pris l'habitude, avec le sida, et je ne sais pas si

---

1. I. Baszanger, « Les maladies chroniques et leur ordre négocié », art. cit.
2. T. Meyers, *Chroniques de la maladie chronique*, trad. fr. C. Lefève, Paris, P.U.F, 2018, p. 30.

c'est vraiment mieux ou finalement moins bien, de livrer au malade. Je suis dans une zone de menace où je voudrais plutôt me donner l'illusion de la survie, et de la vie éternelle. Oui, il me faut bien l'avouer et je crois que c'est le sort commun de tous les grands malades, même si c'est pitoyable et ridicule, après avoir tant rêvé à la mort, dorénavant j'ai horriblement envie de vivre[1].

Les situations d'ajustement ne sont pas nécessairement identifiées comme telles par tous les acteurs de la situation. Elles peuvent être comprises seulement a posteriori. Les ajustements peuvent être opérés involontairement et comme à l'insu des acteurs concernés. Ainsi Hervé Guibert explique en quoi la médecin Claudette Dumouchel, décrite comme une personne « revêche », « mal disposée », avec un rire « sarcastique », « blindée une fois pour toutes sur une touche d'insensibilité apparente »[2], en vient à mieux lui convenir que le docteur Chandi que nous avons évoqué au chapitre 1. Avec une telle personnalité, elle fait son apparition au bon moment dans sa prise en charge, à un stade plus avancé de la maladie, sans l'avoir elle-même voulue ni même peut-être compris :

En deux ans mon rapport avec le docteur Chandi est devenu si intense, et si intime malgré le peu de familiarité que nous nous manifestons, il s'identifie je crois tellement à moi et aux souffrances que je peux endurer, qu'il ne me demande plus certaines choses qu'il sait m'être pénibles, ou que je ne les lui accorde plus lorsqu'il me les réclame quand même. [...] En même temps nous en sommes à un point où il n'est presque plus apte à être mon médecin, ni moi son patient, nous avons dépassé nos capacités, et sans trahison j'aurais besoin d'autres médecins, d'une brutalité et d'une dépersonnification de cette relation[3].

---

1. H. Guibert, *Le protocole compassionnel, op. cit.*, p. 189-191.
2. *Ibid.*, p. 34-35.
3. *Ibid.*, p. 33.

Dans d'autres cas, l'enjeu de « l'harmonie »[1] de la relation du couple médecin-malade apparaît au grand jour et les ajustements sont dès lors, sinon formalisés dans des modalités et des organisations du travail, du moins repérés et explicités. Les analyses proposées par Pascale Molinier au sujet du travail accompli par des femmes dans une maison de retraite médicalisées illustrent de façon très parlante un tel type d'ajustements. Dans le cas de figure qu'elle analyse, ils s'apparentent à une sortie hors du cadre, assumée par ces professionnelles et perçue par elles comme la condition d'une poursuite du soin. Ainsi sont-elles conduites, dans certains cas à imaginer leur travail sur le modèle des relations familiales, privées, affectives : « je la traite comme ma mère », « je fais comme chez moi »[2]. Elles s'appuient sur ce modèle, contre leur propre hiérarchie, afin de pouvoir accomplir leur travail auprès des personnes dont l'état physique et cognitif est parfois très dégradé. Aborder l'espace de la maison de retraite comme leur maison est l'une de leurs stratégies pour se percevoir comme proches des résidents et ainsi mener à bien leur travail.

Pascale Molinier met par ailleurs en évidence une autre forme d'ajustement, qui s'apparente cette fois-ci à une forme de « compromission » au sens moral du terme, avec laquelle il faut vivre et qui s'avère être la condition de la poursuite du travail. L'enquête réalisée dans la « Villa Plénitude » permet de repérer un tel motif de « compromission » formulé par les aides-soignantes au nom même de la nécessité du soin, et au-delà, de la volonté de respecter la personne tout entière, sans la réduire à un « corps-besoin ». Ainsi, ces aides-soignantes, afin de pouvoir laver « Monsieur Georges » acceptent qu'il touche une partie érotique de leur corps[3].

---

1. *Cf.* G. Canguilhem : « [...] le couple médecin-malade n'a été que rarement un couple harmonieux, dont chacun des partenaires puisse se dire pleinement satisfait du comportement de l'autre. », dans « L'idée de nature dans la pensée et la pratique médicales », dans *Œuvres complètes*, t. 5, *Histoire des sciences, épistémologie, commémorations (1966-1995)*, Paris, Vrin, 2018, p. 527-528.

2. P. Molinier, *Le travail du care*, Paris, La Dispute, 2013, p. 112.

3. *Ibid.*, p. 242-243.

Sans généraliser ces exemples, on peut indiquer que le « *caregiving* » est parfois susceptible d'entrer dans une sorte de zone grise, située entre relations personnelles et professionnalité, respect des principes (moraux, déontologiques) et adaptation aux circonstances. À mon sens, c'est sans doute en particulier le cas dans des situations de soin prodigué aux personnes atteintes de démence ou de déficits cognitifs, entraînant perte de mémoire, troubles de l'attention, désorientation, ou à l'état de santé très dégradé, mais qui requièrent toutes sortes de soins, y compris intimes, et au long cours.

La bioéthique a thématisé l'idée qu'il convient, même dans le cadre d'une approche déontologique, de mettre en avant, plutôt que l'application directe des principes, la « traduction » de ceux-ci, leur mise en balance, etc.[1]. Ici, est en jeu une chose un peu différente car l'ajustement ne consiste pas simplement en une opération de traduction d'un principe de conduite. Il peut aller jusqu'à contourner une valeur ou un principe moral par ailleurs tout à fait reconnu par les « *caregivers* », ou encore à substituer un cadre d'action à un autre. Il exige de l'agilité dans l'appréhension éthique des situations – d'où également notre référence à la notion grecque de *métis*, l'intelligence rusée des Grecs, qui nous semble être ici la notion appropriée pour décrire les aptitudes nécessaires en termes de perception, de compréhension, d'action en jeu dans une relation de care lorsque celle-ci ne peut plus s'appuyer sur son cadre coutumier. Malgré cette perte d'évidence, ce qu'il est intéressant de constater à travers les exemples évoqués, c'est que les « *caregivers* » envisagent leur ajustement non comme une décision qui excède le care, le déborde ou l'oblige à se transformer, à se gauchir, voire à se corrompre, mais au contraire comme ce qui lui permet de se déployer.

---

1. J. Saint-Arnaud, « L'approche bioéthique par principes : fondements et critiques », *La bioéthique : un langage pour mieux comprendre ?*, Paris, Eska, 2000, p. 55-68 ; O. O'Neill, « Practical Principles and Practical Judgement », *Hastings Center Report* 31, 2001, p. 15-23.

Dans certains cas, ces ajustements ne se font pas sans tensions, difficultés et dilemmes, chose qui pour l'éthique du care est inhérente à l'activité de care elle-même :

> Néanmoins, le fait que le *care* puisse être un processus bien intégré ne devrait pas distraire notre attention de ce qu'il implique le conflit. S'il existe idéalement un lien non problématique entre « se soucier de », « se charger de », « accorder des soins », et « recevoir des soins », il est en réalité vraisemblable que des conflits existent dans chacune de ces phases et entre celles-ci [1].

Au sujet des infirmières par exemple, Joan Tronto évoque les multiples conflits dans lesquelles elles peuvent se trouver. Leur vision du bon soin peut diverger d'avec celle des patients et ceux-ci « peuvent souhaiter orienter les soins qu'ils reçoivent plutôt que d'en être les simples récepteurs passifs » [2]. Elles peuvent aussi être en désaccord avec les médecins du service, l'administration de l'hôpital. La réalisation d'un « bon soin » peut être difficilement conciliable avec d'autres objectifs qu'elles poursuivent, notamment liés à la bonne marche du service, au soin qu'elles doivent par ailleurs accorder à d'autres personnes, etc.

L'expérience de tensions, de difficultés et de dilemmes peut par exemple survenir lorsque les équipes de soin recourent à la contrainte et à la contention pour empêcher une personne malade de se blesser ou de blesser autrui, afin de ne pas interrompre les soins, y compris l'alimentation et l'hydratation [3]. Cette expérience survient aussi lorsque des désaccords éthiques s'expriment de façon

---

1. J. Tronto, *Un monde vulnérable. Pour une politique du care*, op. cit., p. 151.
2. *Ibid.*
3. C. Meuris, *Faire et défaire la capacité d'autonomie. Enquête sur la prise en charge des patients atteints de la maladie d'Alzheimer hospitalisés en service gériatrique de soins aigus*, thèse de doctorat en philosophie de l'Université Libre de Bruxelles et l'Université Sorbonne Paris Cité, soutenue le 20 septembre 2017 à l'Université de Paris Diderot ; D. Moreau, « Limiter la contrainte ? Usages et régulation des usages de la contrainte psychiatrique en Suisse », *L'information psychiatrique* 93(7), 2017, p. 551-557 ; A. Béliard *et al.*, « "C'est pour son bien". La décision pour autrui comme enjeu micro-politique », dans *Sciences sociales et santé* 33, 2015, p. 5-14.

irréductible sur la décision médicale à prendre entre les protagonistes de la situation de soin[1].

Si nous revenons aux situations de fin de vie évoquées au chapitre I, l'attention – au sens de quelque chose que l'on identifie et que l'on prend au sérieux – à cette éventuelle dimension conflictuelle de la relation de care est un précieux garde-fou contre l'illusion selon laquelle l'accompagnement serait devenu une norme consensuelle pour aborder les situations de fin de vie. En effet, plusieurs conceptions de l'accompagnement de la fin de vie coexistent sans être toujours convergentes, voire compatibles entre elles. Leur confrontation dans des situations de fin de vie particulières peut donc déboucher sur des ajustements du care souvent marqués par des conflits. Ainsi, l'idée de l'accompagnement est peut-être sous-tendue, dans le champ des soins palliatifs, par une vision de la « bonne mort ». Selon une analyse développée dès le début des années 2000, les soins palliatifs cultiveraient en effet, du moins sur un plan théorique, une vision normative du mourir et de son accompagnement, qui reposerait sur la conviction d'un nécessaire combat du « tabou de la mort », supposé caractériser notre société contemporaine, et sur la proposition d'une aide de la part des soignants pour accepter la survenue de la mort et la finitude et affronter le moment de l'agonie[2]. Pour A. S. Haeringer, qui inscrit son enquête anthropologique dans le sillage des analyses de M. Castra, la « littérature palliative » défend en ce sens « une conception moralement très exigeante de la personne » en appréhendant « la fin de vie comme une ultime épreuve de développement personnel »[3].

L'accompagnement des mourants peut par ailleurs être adossé à une éthique qui met au premier plan leur vulnérabilité – une

1. M. Gaille et N. Foureur, « L'« humanité », enjeu majeur de la relation médecin-patient – Y a-t-il une violence intrinsèque à la situation de soin ? », *Perspective soignante* 37, 2010, p. 6-27.

2. M. Castra, *Bien mourir. Sociologie des soins palliatifs*, Paris, P.U.F., 2003.

3. A.-S. Haeringer, « Considérer la personne en fin de vie », *Anthropologie & Santé* 15, 2017. Accessible en ligne : https://journals.openedition.org/anthropologiesante/2711.

vulnérabilité qui s'étend d'ailleurs à l'ensemble de l'humanité et donc aussi aux professionnels de santé qui les accompagnent[1]. Il s'agit alors avant tout de faire preuve à leur égard d'hospitalité, de bienveillance et d'écoute pour toutes les formes de détresse qu'elles expriment en fin de vie. Cet accompagnement fait de gestes et de mots, avant tout d'une présence, constitue le cœur d'une éthique médicale fondée sur la sollicitude[2], ou sur la reconnaissance de sa propre responsabilité pour autrui[3], ou encore de l'humanité d'autrui qui perdure dans la maladie et qui doit être attestée par-delà la prise en charge médicale[4]. Cette conception de l'accompagnement en fin de vie peut se doubler d'une critique de l'autonomie[5].

À l'inverse, l'accompagnement de la fin de vie peut être associé à une vision de la fin de vie fondée sur l'idée de « mort choisie » et qui associe la dignité de la personne à l'expression de sa liberté. Sur la base des saisines éthiques dont s'est occupé le centre d'éthique clinique qu'elle a dirigé, de 2004 au vote de la loi Claeys Leonetti (son ouvrage est publié en 2015), Véronique Fournier, par exemple, se positionne en faveur de cette seconde vision, et d'une conception de l'accompagnement de la vie qui peut aller jusqu'à l'accomplissement d'un geste actif d'aide à mourir en contexte hospitalier[6].

Parvenir à réaliser les ajustements du soin n'a rien d'aisé, a fortiori si le cadre – espace domestique, maison de retraite, hôpital – n'intègre pas leur nécessité et n'est pas organisé pour les rendre possible et les favoriser. Certains ajustements sont vraisemblablement plus complexes que d'autres à opérer. De nouveau, les

---

1. V. Lefebvre des Noettes, « Accompagner nos patients en fin de vie : un regard éthique et philosophique », *La Revue d'Homéopathie* 9, 2018, p. 180.

2. P. Ricœur, *Soi-même comme un autre*, Paris, Seuil, 1990.

3. E. Levinas, *Totalité et infini*, Paris, Le Livre de Poche, 1990.

4. J.-Ph. Pierron, *Vulnérabilité, pour une philosophie du soin*, Paris, P.U.F., 2010, p. 173.

5. C. Pelluchon, *L'autonomie brisée. Bioéthique et philosophie*, Paris, P.U.F., 2008.

6. V. Fournier, *Puisqu'il faut bien mourir. Histoires de vie, histoires de mort : itinéraire d'une réflexion*, Paris, La Découverte, 2015.

situations de fin de vie et sans doute les longues vieillesses aux états de santé précaires, voire dégradés, requièrent une attention particulière sur ce point. Bien que ma réflexion soit avant tout ancrée dans le contexte français, je ferai ici référence pour développer cette question à la réflexion exposée en 2014 par le médecin américain Atwul Gawande, à mon sens pertinente aussi pour ce contexte.

Atwul Gawande avance tout d'abord que les médecins ne sont pas préparés à se confronter à la fin de vie de leurs patients. « Le fait de la mortalité » ne fait pas partie du cursus d'étude, sinon de façon superficielle :

> La seule fois où je me souviens avoir discuté de la mortalité, c'était pendant une heure consacrée à *La mort d'Ivan Ilitch*, le roman classique de Tolstoï. C'était dans le cadre d'un séminaire hebdomadaire intitulé Patient-Docteur, qui faisait partie des efforts de l'école pour faire de nous des médecins plus complets et plus humains. (…) Comme nous, étudiants en médecine, l'incapacité de ceux qui entourent Ivan Ilitch à lui apporter du réconfort ou à reconnaître ce qui lui arrive est un manque de caractère et de culture [1].

La formation des « *caregivers* » n'est pas seule en cause. À cette impréparation vient s'ajouter selon lui la croyance dans la capacité de la science moderne à prolonger la vie et à guérir les maladies. En vérité, l'allongement de la durée de vie, marquée pour certains par la multiplication des pathologies, la multimorbidité, la perte d'autonomie et l'entrée dans la dépendance, laisse les médecins fort démunis [2]. Ainsi relate-t-il le choc qu'il a éprouvé lorsque, jeune médecin, il a été confronté aux échecs de la médecine et à son propre désarroi lorsque, d'évidence, l'objectif de guérison n'était pas celui qui devait être poursuivi.

Enfin, selon lui, la médecine n'offre pas le soin adéquat aux personnes vieillissantes et en fin de vie :

---

1. A. Gawande, *Being Mortal. Medicine and What Matters in the End*, New York, Henry Holt and Company, 2014, p. 1-3 (ma traduction pour cette citation et les suivantes).
2. *Ibid.*, p. 6.

Il n'est pas nécessaire de passer beaucoup de temps avec les personnes âgées ou les malades en phase terminale pour constater que la médecine laisse souvent tomber les personnes qu'elle est censée aider. Les derniers jours de notre vie sont consacrés à des traitements qui abîment nos cerveaux et nos corps pour une chance infime d'en tirer profit. Ils sont passés dans des institutions – maisons de retraite et unités de soins intensifs – où des routines régimentaires et anonymes nous coupent de toutes les choses qui comptent pour nous dans la vie. Notre réticence à examiner honnêtement l'expérience du vieillissement et de la mort a accru le préjudice que nous infligeons aux gens et les a privés du confort de base dont ils ont le plus besoin. Faute d'une vision cohérente de la façon dont les gens pourraient vivre avec succès jusqu'au bout, nous avons laissé nos destins être contrôlés par les impératifs de la médecine, de la technologie et des étrangers[1].

Comme le suggère la réflexion de A. Gawande, le care en fin de vie peut impliquer une remise en cause radicale des représentations et des valeurs qui sous-tendent les pratiques et les représentations associées à la médecine de la fin de vie. Sur la base de ses premières expériences professionnelles, il indique notamment avoir été conduit à remettre en cause l'idéal de la personne autonome et indépendante qui, pour lui, demeure ancrée dans les représentations des médecins et de la société, y compris pour les personnes en fin de vie et plus généralement les personnes âgées.

Il discute dans cette perspective de la pertinence à accorder le primat à l'autonomie fonctionnelle des patients et avance l'idée selon laquelle l'importance qu'on lui accorde n'a pas le même sens tout au long de la vie : les patients âgés qu'il a rencontrés lui ont fait comprendre que l'important pour eux, lorsque la capacité d'action s'amenuise, demeure de vivre en accord avec eux-mêmes, d'écrire leur propre histoire, étant entendu que celle-ci n'est pas figée tout au long de la vie dans un même cadre, et que les désirs et les préoccupations peuvent évoluer[2]. Il réoriente à partir de là sa

1. *Ibid.*, p. 9.
2. A. Gawande, *Being Mortal*, *op. cit.*, p. 140-141.

pratique de médecin, notamment en termes de « retrait de soin » mais pas seulement : il s'engage en outre dans des « conversations difficiles » (« *hard conversations* ») avec les patients, ne se contente pas de leur donner des informations, mais discute avec eux des choix thérapeutiques et du sens que la fin de vie revêt pour eux.

Impréparation, croyance illusoire dans le pouvoir de la médecine : Atwul Gawande dénonce des insuffisances qui peuvent sans doute être palliées – quoique sur le premier point, l'on peut se demander s'il est véritablement possible d'« apprendre » la mortalité, et jusqu'à quel point, dans la formation des professionnels de santé, l'éthique narrative, la lecture de grands classiques de la littérature, peut contribuer à cela. Mais surtout, il suggère la nécessité d'une réorientation radicale de la finalité du care dans certaines situations de fin de vie, en particulier, afin de prodiguer un soin ajusté aux besoins des personnes qui connaissent de longues vieillesses. Atwul Gawande propose à la médecine d'abandonner ses idéaux de vie en bonne santé et de longévité, pour privilégier une autre finalité, celle du bien-être et des raisons pour lesquelles une personne souhaite être et demeurer vivante :

> Nous nous sommes trompés sur ce qu'est notre travail en médecine. Nous pensons que notre travail consiste à assurer la santé et la survie. Mais en réalité, il est plus vaste que cela. Il s'agit de permettre le bien-être. Et le bien-être concerne les raisons pour lesquelles on souhaite être en vie[1].

Dans ce propos, Atwul Gawande suggère deux points importants. D'une part, il invite à penser des vies caractérisées par un état pathologique, mais considérées par ceux qui la vivent comme recélant un certain bien-être ; d'autre part, il ne donne pas une définition fixe et déterminée aux raisons pour lesquelles on souhaite être en vie, laissant les choses ouvertes sur ce point.

Il est intéressant d'observer que cette perspective fait fortement écho à l'un des éléments de la définition qu'ont proposée Berenice

---

1. *Ibid.*, p. 259.

Fischer et Joan Tronto du care : une activité accomplie pour « maintenir, perpétuer et réparer notre "monde", en sorte que nous puissions y vivre aussi bien que possible »[1]. La notion de bien-être, la référence aux raisons de vivre, l'idée de vivre « aussi bien que possible » n'ont certes pas la même signification en général. Cependant, dans l'usage que Atwul Gawande fait de celle de bien-être, elles convergent vers l'idée selon laquelle le care – dont le travail du médecin fait partie pour les personnes en fin de vie et pour celles qui connaissent de longues vieillesses – vise à rendre la vie des personnes aussi bonne que possible, selon la vision qui est la leur, plutôt qu'en fonction d'une conception générale de la vie bonne.

Cette perspective fait également sens pour le care dédié aux personnes qui, sans être en fin de vie ou très vieillissantes, ne peuvent guérir de la maladie contractée ou ont des séquelles définitives d'un accident. La problématique d'une vie aussi bonne que possible, d'une vie qui fasse sens pour elles, est aussi la leur malgré et à cause de l'état de santé dégradé qui est le leur par rapport à leur état antérieur à la maladie ou à l'accident.

Précisons la signification de ce point. De prime abord, la perspective évoquée ci-dessus semble pourtant proche de l'idée canguilhémienne selon laquelle, pour faire la part entre le normal et le pathologique, il convient de reconnaître que la « norme » individuelle prime sur les autres normes, et notamment celles arrimées d'une part à la conception de la santé fondée sur une norme physiologie, biostatistique, et d'autre part à la santé publique orientée par la visée de la santé d'une population[2].

Cependant, chez Georges Canguilhem, la réflexion conduit à mettre en avant ce qu'est la santé :

---

1. J. Tronto, *Un monde vulnérable. Pour une politique du care, op. cit.*, p. 143.
2. G. Canguilhem, « La santé : concept vulgaire et question philosophique », dans dans *Œuvres complètes*, t. 5, *Histoire des sciences, épistémologie, commémorations (1966-1995), op. cit.*, p. 1143.

Comme expression du corps produit, c'est une assurance vécue au double sens d'assurance contre le risque et d'audace pour le courir. C'est le sentiment d'une capacité de dépassement des capacités initiales, capacité de faire faire au corps ce qu'il ne semblait pas promettre d'abord[1].

Au contraire, le pathologique renvoie à la réduction de la latitude d'intervention de la personne dans son milieu, dans sa capacité à composer avec lui, mais plus encore, à y agir et créer en confiance, imprimer son allure. Or, dans l'analyse de ce couple de notions normal/pathologique, Georges Canguilhem n'a guère accordé d'attention à ce qui reste, malgré tout, de latitude dans l'état pathologique – même s'il l'a envisagée, et partant il a donné peu d'outils pour concevoir l'action médicale exploitant cette latitude autant que faire se peut. Il aurait pu le faire en considérant les états de vieillesse, avec ce qu'ils peuvent comporter de maladies, amoindrissement des forces, perte de capacités cognitives ou physiques, mais son approche demeure sur ce point en pointillé. Si l'on peut reprendre ses catégories d'analyse pour les analyser, il ne l'a pas fait lui-même[2].

La perspective présentée ici ne se confond donc pas avec la conception présentée par Georges Canguilhem au sujet de la distinction entre le normal et le pathologique. C'est peut-être plutôt dans la réflexion de l'un des interlocuteurs majeurs de Georges Canguilhem, Kurt Goldstein, que l'on peut lire une analyse de la pratique clinique qui anticipe les propos d'Atwul Gawande et rejoint l'éthique du care dans sa vision d'une activité qui cherche, quel que soit l'état du patient, à lui permettre de *vivre aussi bien que possible*.

Pour Kurt Goldstein, qui a soigné des soldats cérébrolésés au lendemain de la première guerre mondiale, des patients qu'on ne pouvait guérir, le clinicien doit, en effet, s'occuper de son patient en

---

1. G. Canguilhem, « La santé : concept vulgaire et question philosophique », *op. cit.*, p. 61-62.
2. A. Camus, *Une « certaine latitude ». Santé et autonomie dans la décision médicale et la relation de soin en médecine interne*, thèse de doctorat en philosophie soutenue le 3 juillet 2019 à l'Université Paris Diderot.

fonction des capacités de son organisme et selon la capacité qui est la sienne. Cela exige qu'il œuvre, et selon ses vœux, avec lui, la société tout entière comme la famille du patient, afin de créer un milieu de vie adapté à ce patient inguérissable, de sorte que celui-ci retrouve ce qu'il nomme un rapport « ordonné » à lui-même, au monde et à autrui, confortable pour lui, par opposition au sentiment d'angoisse et de danger dans l'existence associé à une situation dans lequel il se trouve confronté à l'échec et à l'impossibilité d'accomplir une tâche qu'il réalisait auparavant sans même y penser, une situation « catastrophique » selon l'expression de Kurt Goldstein[1].

Ainsi, l'analyse des situations de fin de vie ou les longues vieillesses, dans lesquelles la *métis* du care semble autant mobilisée que mise à l'épreuve, et les ajustements complexes, ne nous conduit pas à affirmer les limites du care. Bien sûr, il se peut qu'un ajustement ne se produise pas et que le care échoue. Mais les difficultés d'ajustement suscitent également un travail réflexif sur la visée de la médecine, travail qui invite cette dernière à opérer un véritable déplacement dans ses orientations. L'éthique du care permet d'éclairer le sens de ce déplacement en proposant l'idée d'un care qui s'attache à permettre aux êtres humains – en pleine santé ou affectés par une maladie ou un accident qui altèrent le cours de leur vie, vieillissants ou en fin de vie – de vivre « aussi bien que possible ».

L'intérêt d'une telle proposition pour la médecine va à mon sens bien au-delà des situations évoquées jusqu'à présent. En effet, les pratiques médicales et soignantes contemporaines s'inscrivent dans un contexte où les connaissances biomédicales et les possibilités d'examen du corps humain peuvent donner l'impression que la santé n'est même pas un état précaire, momentané, que ce soit en termes de vécu ou sous un angle physiologique et fonctionnel : plutôt, elle semble devenue une sorte d'illusion plus ou moins durable. En effet, non seulement nous avons conscience que nous

---

1. K. Goldstein, *La nature humaine à la lumière de la psychopathologie, op. cit.*, chap. IV.

pouvons un jour gravement « tomber malade » ; mais à ce savoir, abstrait, s'ajoutent aujourd'hui d'autres connaissances qui, dès le stade pré-natal, puis tout au long de la vie, révèlent des risques ou des certitudes concernant la survenue de telle ou telle maladie associée à un gène, quelle que soit la variété d'expression de celle-ci, des connaissances qui permettent d'apprendre à une personne qu'elle est porteuse saine d'un gène associé à une pathologie, et susceptible de le transmettre à ses enfants.

De longue date, la philosophie de la médecine a mis l'accent sur la difficulté à définir la santé et la maladie : alors même que nous nous attendons, dans la vie ordinaire, à être compris lorsque nous disons « je suis malade », « je suis en bonne santé », elle a montré le caractère polysémique de ces notions, qui fait qu'on ne développe pas une philosophie de la santé sans prendre parti à son sujet[1]. Nous ne rentrerons pas ici dans les subtilités de cette discussion, qui nous conduirait loin de notre objet. Mais indiquons simplement ici que, quel que soit le sens retenu pour définir la santé, les nouvelles connaissances biomédicales, notamment dans le domaine de la génétique et de la génomique, et les outils et technologies disponibles pour élaborer un diagnostic à partir d'elles font qu'il semble de plus en plus difficile d'échapper à une forme ou une autre de vie avec une pathologie, fût-elle invisible ou non encore advenue.

Or, comme le montrent les travaux en psychologie, philosophie et sciences sociales sur l'annonce de diagnostics génétiques, cette vie avec la maladie, ou la perspective de la maladie, recèle un enjeu particulier : celui de savoir comment appréhender le résultat du test, de déterminer qu'en faire dans son expérience de vie, c'est-à-dire de lui donner sens, d'élaborer une manière de le faire sien dans son existence (individuelle, mais aussi familiale et sociale). L'analyse des moments d'annonce de diagnostic issu d'un test génétique, que

---

1. A. François, *Éléments pour une philosophie de la santé*, Paris, Les Belles Lettres, 2017.

certains voient comme une « boîte noire » insuffisamment explorée[1], met ainsi en évidence une préoccupation récurrente face à cet enjeu : celle du juste moment auquel énoncer le diagnostic, la réponse pouvant elle-même se décliner en plusieurs étapes ; l'importance accordée au temps de rencontre en amont du diagnostic qui permet de délimiter un cadre et des limites à l'annonce, en fonction de l'état du savoir, du droit et des souhaits de la personne testée ; la nécessité de mettre en place plusieurs temps d'échange et de dialogue[2]. Et la question se pose même, nous allons le voir, de la pertinence de la divulgation du diagnostic.

La prise de conscience à l'égard de ces questionnements a débouché sur l'élaboration de guides de bonne pratique pour le conseil génétique, une activité initialement plutôt laissée à la libre appréciation des médecins, afin que soient mieux respectées la réaction du patient et sa temporalité propre. Certaines analyses mettent notamment l'accent sur la nécessité d'un dialogue entre un patient et une équipe médicale, et envisagent les consultations comme des temps de co-construction qui permettent peu à peu d'« intégrer » le résultat d'un test génétique au « monde de la vie » du patient[3]. Cette intégration est perçue comme difficile[4], surtout si l'on considère que le résultat d'un test génétique est une information susceptible de bouleverser l'identité de la personne et la vision qu'elle se fait de son inscription dans une lignée familiale, en sus des effets déstabilisants qu'une telle annonce peut avoir sur un plan émotionnel et psychologique. Si tel est le cas, le temps vécu pour

---

1. B. Derbez *et al.*, « Supporting Disclosure of Genetic Information to Family Members : Professional Practice and Timelines in Cancer Genetics », *Familial Cancer* 16, 2017, p. 448. DOI 10.1007/s10689-017-9970-4.

2. R. Horn et M. Parker, « Opening Pandora's Box ? : Ethical Issues in Prenatal Whole Genome and Exome Sequencing », *Prenatal Diagnosis* 38, 2018, p. 21.

3. A. Clarke, « Life World : Research Participants as Co-constructing our Knowledge of their Deliberations », présentation lors de l'atelier du réseau UK-FR Gene, *Comparative Perspectives on Ethical, Legal and Social Issues of Genomics in Research and Practice*, Oxford, Big Data Institute, 2019.

4. C. Wakefield *et al.*, « The Psychological Impact of Genetic Information on Children: a Systematic Review », *Genetics in Medicine* 18, 2016, p. 755-762.

intégrer des expériences au sens indiqué plus haut est sans aucun doute essentiel[1].

Quelle que soit la manière dont l'on envisage l'effet possible d'une information sur l'identité de la personne et la conception que l'on se fait de cette identité[2], la question de l'intégration d'un résultat au « monde de la vie » du patient demeure, car l'annonce d'un diagnostic peut susciter un « télescopage du temps » pour reprendre l'expression de Marcela Gargiulo et Alexandra Durr, dans lequel « l'avenir peut devenir présent »[3]. Dans le cas de maladie à expression tardive, lorsque le diagnostic permet d'énoncer l'advenue future d'une pathologie alors que la personne est asymptomatique, celle-ci reçoit la nouvelle d'une maladie à venir de façon inexorable. Or, cette annonce s'avère particulièrement difficile à intégrer en termes d'expérience de vie, et elle est perçue comme donnant lieu à l'idée d'une vie refermée sur elle-même, sans futur ouvert, à laquelle il est presque impossible de donner sens et valeur.

Quel care prodiguer dans de tels contextes médicaux? Ne faut-il pas s'inspirer ici de l'idée développée précédemment d'un care qui cherche à permettre à la personne de vivre aussi bien que possible, en dépit de la maladie, avec elle – ou la perspective, probable ou certaine, de sa survenue? C'est l'idée que j'avancerai ici et qui me semble déjà contenue dans les analyses développées par le collectif Dingdingdong au sujet de la maladie de Huntington. Partant également de l'idée selon laquelle l'annonce d'un résultat « désaxe » le patient, mais aussi son entourage familial, et engendre une vision de l'avenir comme un récit clos dont l'issue est par

---

1. J. Latimer, *The Gene, the Clinic and the Family. Diagnosing dysmorphology, reviving medical dominance*, London-New York, Routledge, 2013, en part. chap. IX.

2. J. Quitterer, « The Changing Self : Philosophical Concepts of Self and Personal Identity in a Post-clinical Age of Genetics », *in* B. Prainsack, S. Schicktanz and G. Werner-Felmayer, *Genetics as social Practice transdisciplinary Views on science and culture*, London-New York, Routledge, 2014, chap. III, p. 43.

3. M. Gargiulo et A. Durr., « Anticiper le handicap. Les risques psychologiques des tests génétiques », *Esprit* 7, 2014, p. 52-65. Voir aussi M. Gargiulo « Tests génétique et médecine prédictive : quels enjeux? », *Laennec* 57, 2009, p. 21-38.

définition négative [1,] ce collectif œuvre à promouvoir des pratiques et des activités qui permettent de réinsuffler du possible dans les perspectives d'existence, et contrer ainsi la perception selon laquelle l'avenir est clos [2].

Ce chapitre s'est concentré sur la dimension du « *caregiving* » en contexte médical afin d'en expliciter la richesse de sens et les dimensions variées. Il a insisté sur l'une de ses caractéristiques majeures qui est d'être confronté à la nécessité récurrente de s'ajuster, au point qu'il nous semble justifié d'associer la notion de care à celle de *métis*, et de considérer l'exercice de la médecine comme un contexte où cette dimension est particulièrement visible. En lien avec ce travail d'ajustement, ce chapitre a également mis en avant la nécessité de reconnaître que cet exercice peut être traversé par des conflits éthiques qui met aux prises un professionnel de santé avec lui-même, un patient, les proches de ce dernier, ses collègues, voire son institution et qu'il est important de reconnaître l'existence de ces conflits et d'aménager un espace pour les traiter.

Il est possible que ce travail d'ajustement soit plus nécessaire dans certaines situations de soin médical que d'autres et nous avons notamment étayé notre propos d'exemples liés à des situations de fin de vie et de longues vieillesses. Cependant, l'examen de ces situations a conduit à une réflexion sur le sens d'un care dont la finalité, en général, est de contribuer à ce que les personnes vivent *aussi bien que possible*. Une telle finalité, a-t-on pu observer, n'a pas seulement du sens pour les bien portants. Elle en a aussi pour les malades et même les mourants, pour peu que l'on veuille bien écouter ce qu'ils ont à dire sur leur vie et le sens qu'ils lui accordent, dans l'état de santé où ils se trouvent. Une telle perspective a donc en réalité une portée très élargie, et comme je l'ai suggéré, elle est à mon sens également pertinente dans le contexte de la médecine prédictive contemporaine.

1. K. Solhdju, *L'épreuve du savoir : propositions pour une écologie du diagnostic*, trad. fr. A. Le Goff, Paris, Éditions Dingdingdong, 2016.
2. É. Hermant et V. Pihet, *Le chemin des possibles. La maladie de Huntington entre les mains de ses usagers*, Paris, Éditions Dingdingdong, 2017.

La conception d'une médecine « *caring* », lorsqu'elle est arrimée à cet objectif, peut être perçue comme modeste, voire peu ambitieuse, au regard de finalités telles que la santé ou même de la guérison. Cependant, l'on peut considérer qu'un tel objectif permet à la médecine de retrouver un espace d'action pour des personnes en fin de vie, incurables, ou encore malades en devenir et confrontées à la vision d'un avenir clos sur lui-même. C'est une conception qui permet au care médical de se déployer pour toutes les formes de vie, quelle que soit leur « latitude »[1].

---

1. A. Camus, *Une « certaine latitude ». Santé et autonomie dans la décision médicale et la relation de soin en médecine interne*, thèse cit.

Chapitre IV

SOUTENIR TOUTES LES FORMES
DE LA VIE HUMAINE

La conclusion que nous venons de formuler à l'issue du précédent chapitre, qui met l'accent sur une conception permettant au care médical de se déployer pour toutes les formes de vie, quelle que soit leur « latitude », peut-elle être acceptée sans discussion ? Certaines vies ne devraient-elles pas être soutenues plus que d'autres ? Vivre aussi bien que possible : cette finalité doit-elle être étayée de manière égale pour toutes les vies par le care médical ?

De telles interrogations ne sont pas nouvelles au sujet de la médecine. Elles se posent tout d'abord à travers un questionnement éthique général sur la place que devrait occuper, ou pas, l'évaluation de la valeur de la vie dans la décision médicale. Comme je l'ai rappelé en introduction, en France du moins, il me semble que l'on peut identifier une orientation de la médecine qui est peut-être antérieure aux cinquante dernières années, mais a été réaffirmée après la seconde guerre mondiale avec force et cohérence dans les choix politiques et législatifs, notamment à l'occasion de divers enjeux liés à la pratique médicale (diagnostic pré-implantatoire, diagnostic prénatal, décision d'interruption de traitement, décision de passage à une démarche palliative, décision en matière de réanimation, etc.). Cette orientation réside dans le choix de considérer qu'il n'existe pas une forme de vie qui vaut plus que d'autres d'être vécue et de *ne pas* définir dans la loi un seuil de la vie valant d'être vécue ou d'associer la décision à une liste de pathologies qui justifieraient une décision d'interruption de grossesse, de traitement, etc.

Dans la pratique clinique, l'on sait qu'une telle orientation ne va pas sans tensions, par exemple dans le domaine de la procréation ou de la fin de vie. En réalité, la médecine, dans les cinquante dernières années, a constitué un espace de discussion entre deux visions des choses à ce sujet : celle qui oppose les tenants d'une décision médicale fondée sur le primat de la vie, quelle que soit sa forme, et celle qui entend distinguer différentes formes de la vie valant d'être vécue, auxquelles n'est pas accordée la même valeur. Cette tension a notamment été élaborée sur la base d'une distinction entre « vie biologique » et « vie biographique » dans le contexte des décisions médicales. Celle-ci a contribué, depuis au moins les années 1960, à structurer les discussions éthiques, notamment dans le contexte de la réanimation adulte et néonatale, dans les situations de fin de vie, ou lorsque la question d'une grossesse ou de sa poursuite se pose (suite à un diagnostic préimplantatoire ou prénatal)[1].

Dans des échanges entre professionnels de santé, au lit du malade, dans le champ de la bioéthique, et plus largement dans l'espace public au sens habermatien du terme[2], s'est ainsi affirmée une opposition au fil des dernières décennies : d'un côté ceux qui ont affirmé la valeur « sacrée » de la vie quelle que soit sa forme – que le terme de sacré ait ici un sens religieux ou séculier ; de l'autre, ceux qui ont introduit une interrogation, notamment en termes de qualité de vie et avancé que la vie humaine n'avait pas une valeur absolue. D'un côté est énoncée l'idée que toutes les formes de vie se valent ; de l'autre, qu'il est possible de préférer légitimement certaines formes de vie à d'autres. Cette opposition se formule et se reformule sous des formes diverses, mais sous ces appellations diverses, elle met en jeu les deux mêmes modalités de compréhension de la valeur de la vie humaine : on parle de vie « biologique » versus une vie « biographique » ou « personnelle », c'est-à-dire dotée de sens pour la personne ; ou encore l'on s'intéresse à la « valeur intrinsèque » de la vie ou à la « valeur extrinsèque » de celle-ci, qui renvoie à ce

1. Elle est aussi repérable antérieurement, dans les réflexions médicales et de santé publique sur la protection maternelle et infantile depuis le début du XXᵉ siècle, voir L. Pozzi, L. Kennedy et M. Manfredini, « Did Mothers' Lives Matter ? The Protection and Promotion of Maternal and Infant Health from the 16ᵗʰ to the 20ᵗʰ Century », art. cit., p. 1-22.

2. J. Habermas, *L'Espace public. Archéologie de la publicité comme dimension constitutive de la société bourgeoise*, trad. fr. M. Buhot de Launay, Paris, Payot, 1978.

que la vie rend possible, en termes de capacités, de jouissances, de plaisirs, de réalisation de projets, etc.[1].

Ces deux conceptions de la vie valant d'être vécues sont mobilisées, parmi d'autres éléments, pour orienter les décisions de maintien ou d'interruption de la vie, en réanimation adulte et néonatale, en fin de vie. Dans ces contextes thérapeutiques où la décision est prise ou non par la personne elle-même, la conception que l'on se fait de la vie fait partie des critères de la décision[2]. Plus précisément, dans de tels contextes thérapeutiques, l'idée de valeur de la vie peut être mobilisée selon deux types de jugements évaluatifs : ceux qu'un patient énonce sur lui-même et ceux qu'autrui (membre de l'équipe soignante, proche) énonce à son sujet. Lorsque des patients estiment que leur vie ne vaut pas d'être vécue, ils mettent en avant le fait qu'elle n'a plus de sens pour eux. Leur vision des choses est celle d'un « état affectif dans lequel l'existence perd son caractère d'évidence »[3]. Des éléments récurrents apparaissent dans de telles appréciations de la vie : ces patients disent ne plus se reconnaître dans leur corps ; ils soulignent que leur état de santé leur impose une forme de vie pour le présent et le futur, dont ils ne veulent pas ; ils indiquent ne pouvoir se projeter dans le futur (un aspect que nous avons déjà rencontré au chapitre III, lorsque nous avons abordé les enjeux éthiques de la médecine prédictive) ; ils ne parviennent pas et/ou n'ont plus le désir de « s'ajuster » à la forme de vie qui leur échoit, à la faire leur, et de nouveau, à s'y reconnaître ; ils perçoivent leur existence comme réduite à l'entretien d'un processus vital et la refusent.

---

1. B. Baertschi, *La valeur de la vie humaine et l'intégrité de la personne*, Paris, P.U.F., 1995.

2. M. Gaille, *La valeur de la vie, op. cit.* ; M. Maglio, *Éthique de la sacralité de la vie, éthique de la qualité de la vie. Généalogie d'une opposition théorique*, thèse de doctorat en philosophie soutenue le 12 décembre 2016 à l'Université Grenoble-Alpes.

3. K. Goldstein, *La Structure de l'organisme, Introduction à la biologie à partir de la pathologie humaine* [1951], texte augmenté de fragments inédits, trad. fr. E. Burckhardt et J. Kuntz, préface P. Fédida, Paris, Gallimard, 1983, p. 251 ; et du même auteur, *La nature humaine à la lumière de la psychopathologie, op. cit.*

Lorsqu'on s'intéresse aux jugements sur la valeur de la vie énoncés par autrui, l'on rencontre une pluralité de conceptions de la vie valant d'être vécue, parfois antagonistes. Pour certains, le critère de l'autonomie fonctionnelle est fondamental : la personne pourra-t-elle marcher, se déplacer seule sans se perdre ni tomber à tous moments ? Pourra-t-elle se laver et effectuer les gestes de la vie quotidienne de façon indépendante ? Aura-t-elle une vie très « médicalisée », c'est-à-dire marquée par de nombreuses interactions avec les professionnels de santé, une prise de médicaments sans interruptions, des opérations, des épisodes de rechute dans un état pathologique grave, etc. ? D'autres mettent particulièrement l'accent sur les capacités cérébrales. Cependant, cette conception des choses n'est pas unanime, d'autres encore mettant plutôt l'accent sur la capacité à communiquer et à entrer en relation avec autrui, à avoir une vie imaginaire, éprouver plaisir et peine, à manifester un désir de vivre, même de façon intermittente [1], ou encore sur l'importance d'un rapport possible à un futur ouvert. Et c'est dans la même perspective d'une ouverture à différentes formes de vie humaine valant d'être vécue que certains insistent sur la nécessité de ne pas projeter sur des êtres humains une vision négative de leur vie, au nom du fait que celle-ci serait « au-delà de la raison » [2].

Lorsque j'ai analysé la place occupée par l'idée de vie valant d'être vécue dans la décision médicale aux seuils de la vie, et par la suite les conceptions du bien vieillir, j'ai rencontré ces deux conceptions de la vie et l'enjeu de la hiérarchisation entre des formes de vie [3]. J'avais notamment mobilisé des arguments d'ordre ontologique et épistémologique, empruntés à Kant et Nietzsche, pour remettre en cause la légitimité d'une évaluation de la valeur de

1. M. Nussbaum, *Frontiers of Justice, Disability, Nationality, Species Membership*, Cambridge (Mass.)-London, The Belknap Press of Harvard University Press, 2006.

2. A. Jaworska, « Respecting the Margins of Agency: Alzheimer's Patients and the Capacity to Value », *Philosophy and Public Affairs* 28, 1999, p. 105-38.

3. M. Gaille, *La valeur de la vie, op. cit.* ; M. Gaille, « La quête de longévité au regard de l'expérience de la vieillesse. Implications éthiques et conceptuelles des "âges de la vie" », *Gérontologie et société* 151, vol. 38, 2016, p. 151-164.

la vie humaine et partant d'une décision médicale qui serait fondée sur une appréciation différenciée entre des formes de vie humaine. Sur le plan ontologique, en effet, Emmanuel Kant a élaboré des arguments d'une grande solidité sur l'impossibilité d'attribuer une valeur ou un prix à la vie humaine. Selon Kant, on peut mettre en doute la possibilité d'évaluer la vie, de juger supérieur ou inférieur à un autre tel ou tel état de vie. En effet, seule l'idée d'une « valeur intrinsèque » (par différence avec celle de « valeur relative ») est appropriée pour qualifier la vie humaine. Aussi ne peut-on l'évaluer comme si l'on comparait des marchandises afin d'en fixer le prix. Selon lui, en tant qu'êtres moraux, les êtres humains ne disposent pas de leur vie ni de leur corps selon leur bon vouloir et ils doivent respecter leur « dignité », qui fait que leur vie n'a pas de prix [1].

Sur un plan épistémologique, Nietzsche a mis en évidence l'absence d'accès à un point de vue surplombant qui nous permettrait de considérer nos vies propres et d'en évaluer la valeur. De plus, selon lui, nous n'avons nulle connaissance suffisante de la vie (la nôtre, celle d'autrui, passée, présente et à venir) dans l'ensemble des possibilités qu'elle recèle pour énoncer un tel jugement : « la valeur de ma vie ne saurait être évaluée. Pas par un vivant, car il est partie, et même objet du litige, et non juge ; pas davantage par un mort, pour une tout autre raison » [2]. Pour Nietzsche, quand un tel jugement est énoncé, il est même le « symptôme » d'un état de maladie, d'une attitude négative à l'égard de la vie, et non l'énoncé objectif d'une valeur.

J'ai prolongé cette analyse au sujet des conceptions normatives du bien vieillir. Elles peuvent bien sûr être relativisées par le constat de leur grande variabilité dans le temps et l'espace, selon les différentes cultures. Mais c'est dans leur ambition même à porter la bonne conception de la vie valant d'être vécue qu'elles peuvent et doivent être remises en cause.

---

1. E. Kant, *Critique de la raison pratique*, 1re partie, Analytique, F. Alquié (éd.), trad. fr. L. Ferry et H. Wismann, Paris, Gallimard, 1985.

2. Fr. Nietzsche, *Crépuscule des idoles ou comment philosopher à coups de marteau*, « Le problème de Socrate », 1, trad. fr. J-Cl. Hémery, Paris, Gallimard, 1974, p. 20.

Cependant, j'avais laissé de côté une série de questions que j'aimerais maintenant aborder : peut-on reconduire cette critique lorsque la question ne se trouve pas posée pour un seul et même individu, mais pour tout un ensemble de vies, les vies d'une société tout entière ? Certaines vies ne devraient-elles pas être soutenues plus que d'autres ? Et en quoi cette question engage-t-elle une réflexion sur la place occupée par la médecine et les politiques de santé dans la société ?

Dans le présent chapitre, je voudrais élaborer des éléments de réponse à ces interrogations en m'intéressant aux visions de la vie humaine et de ce qui fait qu'une vie vaut d'être vécue, formulées dans le contexte de la pandémie de covid-19, où l'enjeu du tri en médecine de réanimation a été porté à la discussion publique et où s'est exprimée une critique à l'égard d'une politique revendiquant l'objectif de sauver le plus grand nombre de vie possible, quitte à négliger ou mettre entre parenthèses des aspects de la vie humaine jugés essentiels par certains.

L'on manque certes encore de recul par rapport à cet événement et l'examen que l'on peut proposer de ce contexte a nécessairement, au moment où cet essai est écrit, certaines limites. Cependant, il faut s'y risquer car ce contexte de la pandémie de covid-19 et de sa gestion politique constituent une situation dans laquelle, de façon relativement rare dans le cours de l'histoire, des conceptions de la vie humaine ont été exprimées, discutées publiquement, argumentées pour rendre compte de décisions politiques, qui rompent ou confirment la critique de l'évaluation de la vie humaine.

Avant d'entrer dans le vif du sujet, il convient de souligner que la réflexion exposée ici est inscrite dans une temporalité toujours régie par la pandémie et sa gestion. Elle constitue une conjoncture que je ne peux observer a posteriori, de loin. Elle est la mienne, je la subis en ce moment même chaque jour, et je la partage avec les êtres humains qui peuplent cette planète, à des degrés divers, pour une durée indéterminée.

Il n'est pas si habituel pour un philosophe de proposer une réflexion ainsi ancrée dans une conjoncture présente et caractérisée par son inachèvement. Certes, la génération à laquelle j'appartiens a été formée par des philosophes qui étaient et sont toujours profondément engagés dans la vie politique de leur société, de l'Europe, voire à l'échelle globale, au point que si certains sont demeurés philosophes, comme Étienne Balibar, d'autres ont pris le parti de devenir anthropologues, comme Emmanuel Terray, afin de recueillir à même des terrains les éléments dont ils estimaient avoir besoin pour mener à bien leurs réflexions[1]. Dans le sillage de cette formation, je fais aujourd'hui partie d'un groupe qui cherche à élaborer des analyses et des propositions philosophiques « de terrain » ou « empiriques », souvent en partie fondées sur des pratiques proches des « terrains » des sciences sociales[2]. Mais ici, il s'agit de quelque chose de différent : un travail de description et d'analyse de la présente conjoncture réalisé sur la base d'informations, nécessairement parcellaires, et recueillies au fil de l'eau, en lien avec les interrogations qui guident ce chapitre. C'est la raison pour laquelle l'analyse qui va suivre se veut prudente et non conclusive. Elle s'appuie sur des références philosophiques mais aussi des matériaux divers, comme des articles de journaux qui exposent des conceptions de la vie à l'œuvre dans la gestion de la pandémie et les débats qu'elles suscitent, que je reprends *cum grano salis*.

Malgré (et avec) ces limites, il me semble néanmoins important de proposer une telle analyse. En effet, elle rend possible une double prise de distance. D'une part, elle permet une distance à l'égard de l'effet produit par les opérations de comptage et la diffusion quotidienne des chiffres liés au nombre d'hospitalisations, de lits occupés en réanimation, de morts : un effet d'« unanimité » en

---

1. M. Gaille, « Comment ordonner le réel "ondoyant et divers" ? De la philosophie à l'anthropologie, aller et retour », dans *Repenser l'anthropologie aujourd'hui avec Emmanuel Terray*, Colloque international, Paris, Musée du Quai Branly, 2015. . Accessible en ligne : https://journals.openedition.org/actesbranly/620. Consulté le 27 janvier 2021.

2. Voir le dossier coordonné par C. Dekeuwer sur le sujet, « Le terrain en philosophie, quelles méthodes pour quelle éthique ? », *Éthique, politique, religions* 15, 2019.

faveur de l'objectif de préservation de la vie humaine, peu propice à l'examen de celui-ci. Autrement dit, il s'agit de ne pas renoncer à interroger ce qui apparaît sous les traits indiscutables d'un chiffre[1]. D'autre part, une telle réflexion implique de refuser l'argument de la « pente glissante » ou de la « pente savonneuse », selon lequel il convient purement et simplement d'évincer un tel questionnement au nom de ses implications moralement douteuses.

Cet argument a été formulé contre toute discussion sur la valeur de la vie humaine, suite aux génocides perpétrés pendant la Seconde Guerre Mondiale, suivant l'idée qu'ouvrir la discussion à ce sujet revient à laisser la place à une évaluation de la vie humaine et à la formulation d'éventuelles hiérarchies entre les vies. Jonathan Glover avait déjà indiqué que l'argument de la pente glissante n'en était pas un à ses yeux et exprimait plutôt « un sentiment d'horreur et de révulsion lié de manière vague à l'épisode nazi »[2]. En bloquant toute discussion sur la valeur de la vie, il nuisait selon lui à la réflexion sur les fondements moraux de la décision médicale de maintien ou d'interruption de la vie en contexte hospitalier. Comme Jonathan Glover, je pense qu'il faut passer outre l'argument de la « pente glissante » et investir ce sujet, qui est fondamental pour la médecine, sans quoi il n'est pas possible de comprendre les orientations éthiques clé qui rendent compte des décisions médicales et des choix de société en matière de « faire vivre et laisser mourir »[3]. Dans le contexte de la pandémie, Emmanuel Didier a également appelé de ces vœux un tel examen[4].

L'analyse qui suit ne va pas seulement faire apparaître une pluralité d'options possibles au sujet de la vie humaine et de

---

1. E. Didier, « Politique du nombre de morts », AOC Média, le 16 avril 2020. Accessible en ligne https://aoc.media/opinion/2020/04/15/politique-du-nombre-de-morts/, consulté le 12 août 2021.

2. J. Glover, *The Future of Human Reproduction. Choice and Regulation*, Oxford, Oxford University Press, 1988, p. 56-57.

3. D. Memmi, *Faire vivre et laisser mourir. Le gouvernement contemporain de la naissance et de la mort*, Paris, La Découverte, 2003.

4. E. Didier, « Politique du nombre de morts », art. cit.

l'idée qu'il conviendrait de soutenir également toutes les formes de vie. Elle révèle aussi que ces options sont concurrentes, voire incompatibles entre elles : le soutien à certaines formes de vie peut impliquer la négligence, l'indifférence, voire le rejet et la destruction d'autres formes. Ainsi, il est fort possible que la vie apparaisse à l'issue de cette analyse comme un concept essentiellement contesté au sens que W. B. Gallie a donné à ce terme pour désigner des notions, notamment dans le domaine de l'esthétique, de la religion et de la politique, au sujet desquelles il existe des désaccords irréductibles au sens où ni l'établissement des faits, ni la logique, ni l'usage linguistique ne permettent de les résoudre[1]. Ce point est en soi intéressant et pourrait nourrir une réflexion sur les difficultés que l'on rencontre dans l'entreprise de définition de la vie, même seulement humaine, mais nous ne l'approfondirons pas car il nous éloignerait de notre sujet.

Concentrons-nous sur celui-ci. Depuis le début de la pandémie, dans plusieurs États, l'objectif de préservation des vies humaines, dans leur plus grand nombre possible, a été présenté comme un élément justifiant l'orientation des décisions politiques, et dans le même temps, comme une finalité peut-être mise à mal par ces mêmes décisions. Cette observation est d'autant plus intéressante que l'objectif de préserver les vies humaines, le plus grand nombre possible de vies, semble occuper une place variable selon les sociétés et que cette place a pu évoluer dans le temps pour un gouvernement donné et une même société. Et l'on a vu émerger par ailleurs dans l'espace public au sens que Jurgen Habermas donne à ce terme des visions, des critiques, des interrogations sur cet élément de justification, non seulement au sujet de sa véracité, mais aussi du bien-fondé de la conception de la vie sous-jacente à la finalité de préservation des vies humaines.

Bien qu'il ne soit pas toujours évident d'attester d'opérations, dispositifs ou décisions qui conduisent, dans le présent contexte,

---

1. W. B. Gallie, « Essentially Contested Concepts », *Proceedings of the Aristotelian Society* 156, 1955-1956, p. 167-198.

à affirmer la valeur de la vie de tel ou tel individu ou groupe de population, à relativiser celle d'autres individus ou groupes, on peut formuler l'hypothèse selon laquelle le positionnement d'une société et de son gouvernement à l'égard de la valeur de la vie humaine est bien l'un des éléments qui a orienté les politiques publiques et la gestion gouvernementale de la crise sanitaire actuelle. Plusieurs indices – des discours et des mesures – semblent le démontrer. Par exemple, rappelons que le premier ministre anglais Boris Johnson a déclaré le 15 mars 2020 qu'en raison de la dangerosité de la maladie, « beaucoup de familles vont perdre leurs proches prématurément ». C'est au même moment qu'il formule une stratégie fondée sur l'acquisition de l'immunité collective, qui repose sur l'acceptation de la perte de certains citoyens britanniques au profit de la collectivité ; au Brésil, le président Jair Bolsonaro a mis en cause les mesures de distanciation physique et appelé les gouvernements régionaux à lever les restrictions pour sauver l'économie : « nous allons tous mourir un jour », affirme-t-il le 9 juin 2020, indiquant qu'à ses yeux, la vie de certains compte moins que la bonne marche de l'économie dans son ensemble.

En France, en revanche, le gouvernement a présenté la préservation de la vie comme une priorité quasi absolue dans le contexte de la pandémie, y compris dans l'arbitrage avec une autre orientation possible de la décision, liée à l'état de l'économie française. Le Président de la République, Emmanuel Macron, a réaffirmé avec constance cette priorité à travers la formule « quoi qu'il en coûte »[1]. Ce n'est pas nécessairement le seul argument mis en avant par son gouvernement, mais il fait partie de ceux qui ont été mobilisés de façon importante et récurrente pour rendre compte des orientations du gouvernement depuis le début de la pandémie.

La décision même de compter les morts de la pandémie de Covid-19, en elle-même une opération complexe[2], n'est pas

---

1. « "Quoi qu'il en coûte" : une doctrine de crise au sommet de l'État », *Le Monde*, 29 décembre 2020.

2. Voir M. Gaille et Ph. Terral (dir.), *Les sciences humaines et sociales face à la première vague de la pandémie de Covid-19. Enjeux et formes de la recherche*, 2021. Accessible en ligne : https://hal.archives-ouvertes.fr/halshs-03036192v1.

sans effets sur la vision que l'on peut avoir des choix politiques opérés face à cette pandémie. Diffuser chaque jour les chiffres correspondant au nombre de décès, de malades hospitalisés et en réanimation, de personnes contaminées, contribue indirectement à rendre cette priorisation de la vie évidente pour tous. « Dès lors que les personnes ne sont pas comptées, il semble qu'elles ne comptent pas » déclare J. Phumaphi en 2004 au sujet de la mortalité maternelle dans le monde[1]. On peut reprendre cette formule au sujet de la pandémie de Covid-19 et en examiner les implications et le bien-fondé.

La vie associée à cet objectif de préservation énoncé par le gouvernement semble correspondre à l'acception du terme « vie » la plus simple et élémentaire : c'est la vie dont on ignore si elle est bonne et mauvaise, enviable ou détestable, vivable ou pas ; c'est en réalité le fait même de vivre, et finalement de respirer – une fonction que met à mal le virus, en suscitant chez certaines personnes un syndrome de détresse respiratoire aigu. Même si la définition de la mort est désormais associée à la mort encéphalique dans la médecine contemporaine, l'on retrouve ici une vision de la vie associée au souffle, qui a traversé les siècles et est encore très ancrée dans les représentations communes de la vie. Je ferai donc référence, par commodité, et sans jugement de valeur, à la vie-souffle lorsque je souhaiterai évoquer cette conception dans la suite de l'analyse.

L'énoncé de cet objectif de sauver la vie humaine, le plus grand nombre de vies, au sens que nous venons de donner à la notion de vie, doit retenir toute notre attention. Il est en effet loin d'aller de soi dans le cours de l'histoire. Le fait que certaines vies ne comptent pas ou peu, comptent moins que d'autres, qu'on « pleure » certaines vies mais pas d'autres – dans des épisodes de crise sanitaire, de guerres, ou même dans le cours d'une histoire sans conflit particulier, mais soumises à des formes structurelles de violence politiques et/ou économiques – a été souligné à maintes reprises, au sujet

---

1. L. Pozzi, L. Kennedy et M. Manfredini, « Did Mothers' Lives Matter ? The Protection and Promotion of Maternal and Infant Health from the 16th to the 20th Century », art. cit., p. 12.

d'événements, par exemple les attentats du 11 septembre 2001[1], ou sur la longue durée, par exemple dans la conception du pouvoir souverain par Michel Foucault, qui associe l'idée de souveraineté à l'exercice d'un pouvoir de faire vivre et laisser mourir; ou encore dans la réflexion anthropologique sur la valeur de la vie développée par Didier Fassin[2].

De façon plus spécifique, dans les choix gouvernementaux de la France ces cinquante dernières années, indiquons simplement ici que l'affirmation de cet impératif aujourd'hui contraste par exemple avec l'absence de préoccupation apparente des pouvoirs publics français à la fin des années 1960 au sujet de la grippe de Hong-Kong, qui s'est propagée à partir de la Chine en 1968. On évalue les pertes démographiques à plus d'un million de morts dans le monde et à 35000 morts environ en France, entre 1968 et 1969[3]. Aujourd'hui même, on peut aussi se demander pourquoi cet impératif n'est pas affirmé par rapport à d'autres causes de mortalité, par exemple la pollution de l'air, le nombre estimé de décès liés à elle s'élevant à 48000 par an[4], alors que le phénomène est repéré et étudié et que la France a même été condamnée par la Cour de Justice de l'Union Européenne pour son incapacité à protéger ses citoyens à ce sujet[5].

Plus proches dans le temps, les opérations de comptage démographique ne semblent pas susciter les mêmes effets ni même de semblables émotions politiques pour des raisons qui demeurent

1. J. Butler, *Vie précaire, les pouvoirs du deuil et de la violence après le 11 septembre 2001*, trad. fr. J. Rosanvallon et J. Vidal, Paris, Éditions Amsterdam, 2004.

2. M. Foucault, *Il faut défendre la société, cours au Collège de France*, 1976, *Sécurité, territoire, population, cours au Collège de France*, 1977-1978, *Naissance de la biopolitique, cours au Collège de France*, 1978-1979, Paris, Éditions de l'EHESS-Gallimard-Seuil, respectivement 1997, 2004 et 2004; D. Fassin, *La vie. Mode d'emploi critique*, Paris, Seuil, 2018.

3. Voir le podcast: https://play.acast.com/s/pandemie/2fd4e822-d5a2-4f55-be32-1d7a025d4f22, 9 mai 2020. Consulté le 6 juillet 2020.

4. https://www.santepubliquefrance.fr/determinants-de-sante/pollution-et-sante/air/articles/pollution-atmospherique-quels-sont-les-risques. Consulté le 23 février 2022.

5. Arrêt rendu jeudi 24 octobre 2019. Accessible en ligne: https://curia.europa.eu/juris/document/document.jsf?docid=219452. Consulté le 23 février 2022.

complexes à identifier. Ainsi, en 2020, en France, il y a 54000 morts de plus qu'en 2019, soit une hausse du taux de mortalité de 0,7 point (9,8 pour mille contre 9,1 en 2019). En 2015, il y a eu 34 000 morts de plus qu'en 2014, soit 0,5 point de plus en taux de mortalité (8,9 pour mille au lieu de 8,4)[1]. Qu'est-ce qui, dans un cas, suscite une réaction et dans l'autre, une absence de réaction sociale ou politique? Il y a aura, avec le recul nécessaire, à réfléchir sur cette question qui ne reçoit pas de réponse évidente, ni sur le plan factuel, ni sur un plan normatif.

Quoi qu'il en soit, dans le présent contexte, l'impératif de sauver la vie humaine, le plus grand nombre de vies, a été mis en avant comme un critère essentiel de la décision politique depuis le début de la pandémie. Ce choix politique a été aussitôt soumis à deux critiques que nous allons maintenant examiner.

La première critique est d'ordre factuel : elle conduit à mettre en cause la véracité ou du moins la cohérence avec laquelle cet objectif politique a été poursuivi. Plusieurs données d'enquête et l'observation des politiques de gestion de la pandémie dans le monde ont suggéré, pour reprendre la formule de G. Orwell, qu'il existe des vies plus égales que d'autres, à l'échelle d'une société ou à l'échelle globale. Elles conduisent à formuler un questionnement sur les inégalités de traitement, voire sur des formes ouvertes de discrimination. En France, certains facteurs d'exposition au virus ont été associés au lieu de résidence, aux conditions de logement ou à la nécessité de travailler hors du domicile, à la situation financière et à des inégalités sociales de nature diverses, parfois cumulées (genre, revenu et métier, âge, « race » au sens de la catégorie d'analyse mise en avant par les sciences sociales de l'intersectionnalité, lieu de vie, conditions de déplacement, etc.)[2]. S'élabore actuellement une recherche sur les inégalités face à la pandémie liées à cette série

---

1. https://www.insee.fr/fr/statistiques/2383440. Consulté le 5 avril 2021.

2. N. Bajos *et al.*, « Les inégalités sociales au temps du Covid-19 » ?, *Questions de santé publique* 40, octobre 2020. Accessible en ligne : https://www.iresp.net/wp-content/uploads/2020/10/IReSP_QSP40.web_.pdf.

de facteurs. C'est un constat démographique et épidémiologique dans un premier temps, mais qui ensuite interroge la stratégie gouvernementale dans son ambition de protéger une population très hétérogène dans son exposition au virus.

À l'échelle internationale, la course aux vaccins s'est déroulée – et c'est encore le cas au moment où nous concluons cet essai – au détriment de certains pays, peu ou mal dotés comparativement à d'autres, ne disposant pas eux-mêmes d'infrastructures de recherche et/ou de production de médicaments/vaccins. Elle a vu également des pays plutôt mieux dotés ou d'un vaccin ou d'infrastructures de production, ou des deux, entrer en concurrence. L'enjeu du primat donné à certaines vies plutôt qu'à d'autres est reposé de façon assez tragique à l'échelle internationale, certains États évitant de se coordonner avec les autres pour mettre en place une politique transnationale de vaccination au profit du plus grand nombre[1]. Dans ce contexte, au début de l'année 2021, le chef de l'agence de l'OMS, Tedros Adhanom Ghebreyesus avait appelé à une plus grande solidarité internationale en matière de vaccins et demandé aux pays riches de cesser de conclure des « accords bilatéraux » avec les laboratoires pharmaceutiques, qui fait augmenter le prix des vaccins au détriment des pays pauvres[2].

Ce questionnement sur l'égalité des vies est également abordé au sujet du taux d'occupation des lits hospitaliers. En France, l'enjeu de ne pas voir les services de réanimation débordés par la pandémie a été mis en avant de façon constante par le gouvernement. Par rapport à cette priorité du gouvernement, la question a été assez rapidement posée de formes de »tri » et de leur fondement. Comme le terme de tri prête à confusion, ce point doit être examiné avec précaution : son sens est en effet pris entre la logique médicale d'une

1. Voir « L'UE menace le Royaume-Uni d'une "guerre" des vaccins » (*Le Monde*, 27 mars 2021) qui décrit les mesures prises par l'Union Européenne à l'égard du Royaume-Uni où elle a exporté 2/3 des 32 millions de doses d'injections effectués Outre-Manche, en réponse au non-respect des engagements commerciaux pris par l'entreprise Astra Zeneca.

2. Déclaration faite le 8 janvier 2021, relatée dans « L'Afrique dans la bataille pour l'accès aux vaccins », *Le Monde*, 19 janvier 2021.

évaluation de la balance bénéfice/risque et son sens courant, qui renvoie à l'idée d'une sélection et partant interroge sur les critères de cette sélection (on trie les perles rouges et les perles jaunes, sans nécessairement préférer les jaunes aux rouges, mais l'on peut aussi pratiquer un tri entre des entités fondé sur une hiérarchisation de celle-ci).

Le soupçon d'une discrimination selon l'âge en services de réanimation a été énoncé à plusieurs reprises pendant le premier confinement, allant contre la perception d'une action gouvernementale exclusivement orientée par l'ambition de sauver le plus grand nombre possible de vies humaines. Ce soupçon a engendré des prises de position publiques, dès le printemps 2020. De façon intéressante, la réponse à ce soupçon n'a pas été univoque. Elle a consisté pour une part à en dénoncer l'inanité et à rappeler le sens médical du tri en médecine, reposant sur une évaluation au cas par cas de la balance bénéfice/risque de toute stratégie thérapeutique. Elle a résidé pour une autre part dans l'émergence d'une discussion publique sur les critères du tri en médecine. Dans la séquence temporelle que nous vivons depuis le début de l'année 2020, ceci est en soi un fait notable, car à ce jour, les critères du tri en médecine ont plutôt fait l'objet d'une discussion interne aux professionnels de santé, complétée par de rares travaux en sciences humaines et sociales [1]. Ainsi, depuis le printemps 2020, le tri en médecine n'est plus perçu comme un sujet qui doit être exclusivement abordé et traité par les professions de santé. L'idée est formulée qu'il peut, voire doit, être présenté, expliqué et discuté collectivement dans l'espace public. De façon tout aussi notable, ce sont souvent des professionnels de santé eux-mêmes qui revendiquent la nécessité d'une discussion dans l'espace public et d'un débat politique. Au cours de l'automne 2020, un effort de pédagogie a ainsi été accompli via les médias. Par exemple, plusieurs réanimateurs ont exposé les critères qu'ils mobilisent dans la décision médicale ; des médecins,

---

1. L'ouvrage de C. Lefève *et al.*, « La médecine du tri. Histoire, éthique, anthropologie », *Cahiers du Centre Georges Canguilhem* 6, 2014, était ainsi en France la première publication sur le sujet en sciences humaines et sociales.

dont Sophie Crozier, neurologue à l'AP-HP, en charge du rapport sur l'enjeu du tri en réanimation au sein du Comité consultatif national d'éthique (CCNE), plaident pour un débat public[1].

Au printemps 2021, la préoccupation à l'égard de formes discriminatoires de tri a été ravivée, sans doute en lien avec deux facteurs. Les variants du virus apparus entre la deuxième et la troisième vague en France suscitent des cas graves dans une population moins âgées et moins caractérisée par un état de santé aggravant (obésité, diabète, hypertension etc.) qu'au cours de la première vague. Cet état de fait suscite chez certains le sentiment que « l'épidémie touche vraiment tout le monde » et une inquiétude à l'égard de patients qui doivent, pensent certains, sortir de l'hôpital « avec un projet de vie » du fait de leur âge (moins de cinquante ans)[2]. Par ailleurs, des professionnels de santé s'expriment de nouveau sur la nécessité de porter au débat public les critères du tri, a fortiori lorsque du fait du manque de lits, ils se voient contraints de choisir un patient plutôt qu'un autre :

> Les réanimations d'Île-de-France sont saturées et il ne sera bientôt plus possible de créer de nouveaux lits dans ces services. Il faudra donc procéder à de tels choix. Pour cela, les soignants se tourneront vers les réflexions et les recommandations de sociétés savantes et de comités d'éthique, lesquels suggèrent à demi-mot de privilégier, entre deux patients, celui auquel la réanimation fera gagner le plus d'années de vie en bonne santé. On voit bien à quel point cette estimation est subjective, nécessairement imprécise, et donc potentiellement source d'erreurs, de frustrations et d'incompréhension pour les patients et leurs familles. (…) En imposant aux soignants de décider quel patient doit vivre et quel patient doit mourir, sans l'afficher clairement, le gouvernement se déresponsabilise de façon hypocrite[3].

1. « Covid-19. Y a-t-il un tri de patients dans les services de réanimation à l'hôpital ? » *Ouest France*, 28 novembre 2020.

2. Voir « Marseille : "Voir des patients de 30, 40 ans, cela nous touche de plus près" », *Le Monde*, 26 mars 2021.

3. Voir « Le gouvernement doit assumer devant la société tout entière sa stratégie de "tri" des patients atteints du Covid-19 », par un collectif de médecins réanimations, *Le Monde*, 30 mars 2021.

Sans aller plus loin dans cette analyse, soulignons que la pandémie en cours constitue sans doute un épisode historique majeur qu'il conviendra d'étudier pour comprendre les pratiques de tri de la médecine et les tensions éthiques qu'elles suscitent[1], entre une critique du tri comme preuve que toutes les vies ne se valent pas et la croyance en « la promesse d'une décision médicale rationnelle et égalitaire »[2]. Retenons simplement pour l'analyse développée dans ce chapitre que la discussion publique sur le tri participe pleinement, depuis le printemps 2020, du questionnement sur l'égalité des vies et sur la portée de l'impératif de sauver la vie, le plus grand nombre possible de vies, mis en avant par le gouvernement français comme principe clé de son action contre la pandémie.

Enfin, ce questionnement sur l'égalité des vies est nourri par une critique qui relativise la portée de cet impératif dans l'action gouvernementale. Concernant les personnes âgées dans les EHPAD, Jean-Marie Robine s'est ainsi montré très critique sur les mesures d'isolement, voire d'enfermement, prises dans un objectif de protection à l'égard du virus. Il considère que les personnes âgées résidentes en EHPAD ont été en réalité isolées et non protégées et que l'objectif n'a pas été atteint :

> « Il n'y a eu aucune réflexion épidémiologique pour protéger les maisons de retraite ». Insuffisamment équipés en masques, gel et autres protections, le personnel était « persuadé de ramener la contamination à la maison alors que c'est eux qui contaminaient les résidents »[3].

Au-delà du sort fait aux personnes âgées dans les EHPAD, reconduit en 2021 à travers la discussion sur la vaccination des aidants et des soignants, la problématique, de plus en plus patente

1. Voir à leur sujet S. de Montgolfier et A. Lamblin, http://ethique-pandemie.com/covid-19-et-risque-dinegalite-dacces-aux-soins-critiques-pour-les-personnes-vulnerables/. Consulté le 2 novembre 2020.
2. C. Lefève *et al.*, « La médecine du tri. Histoire, éthique, anthropologie », *op. cit.*, p. 3.
3. « Le démographe Jean-Marie Robine sur le Covid-19 : "Il y aurait pu y avoir presque aucun mort dans les Ehpad" », *Le Journal du dimanche*, 14 juin 2020.

à mesure que le temps passe, des effets sanitaires indirects de la pandémie et de sa gestion, met également en question, dans sa finalité même, l'impératif de sauver la vie, le plus grand nombre possible de vies. Cette problématique a été publiquement formulée dès la première vague en France, notamment mise en avant par des médecins, soucieux d'alerter par voie de presse sur ce problème. Ainsi, dans *La Montagne* du 23 avril 2020, peut-on lire qu'au CHU de Clermont, 50 % du personnel paramédical était chez lui, inactif, trois services ont été mobilisés pour accueillir au final six patients atteints de la Covid-19, tandis que pour les autres pathologies, « la peur de consulter, la peur de venir à l'hôpital » ont empêché que les malades soient soignés à temps. Un peu plus tard, dans un dossier du *Monde* des 14 et 15 juillet 2020, qui pointe les « dégâts collatéraux » de l'épidémie, des médecins hospitaliers ou généralistes se sont de nouveau exprimés publiquement à ce sujet, évoquant la chute du recours aux soins, des dépistages, des vaccins, des traitements ; dans *Le Monde* des 12 et 13 juillet 2020, l'alerte avait été lancée par des psychiatres qui évoquaient des patients aux symptômes sévères, les ruptures de traitements et le sentiment d'isolement pendant le confinement, ainsi que la perte de patients. Par la suite, de nouvelles alertes ont été régulièrement lancées par des médecins dans la presse sur le retard au soin pour les pathologies autres que la covid-19, alors que certaines engagent le pronostic vital des patients. *Le Monde* du 1er décembre 2020 évoquait ainsi la baisse des pratiques de greffes à l'hôpital Bichat. Dans *Le Monde* du 26 mars 2021, il était question de l'équilibre à trouver pour l'Assistance Publique des Hôpitaux de Paris entre « la déprogrammation » d'interventions et de prises en charge et la nécessité d'augmenter la capacité d'accueil en réanimation est décrite comme conduisant à « arrêter tout ce qui n'est pas immédiatement vital ».

À l'échelle globale, et au-delà du bilan direct de mortalité lié au virus[1], la pandémie est décrite comme ayant « des effets

---

1. Voir à ce sujet les données du Covid Resource Center de la John Hopkins University, régulièrement mises à jour : https://coronavirus.jhu.edu/map.html.

indirects dérégulateurs sur l'état de santé des populations en raison de son impact sociétal, économique et géopolitique global »[1]. Le ralentissement des campagnes de vaccination des nourrissons un peu partout dans le monde entraîne un risque de recrudescence de la rougeole et de la poliomyélite notamment dans les pays en voie de développement. Par exemple, à la sortie du premier confinement, l'on estime en France que 930 000 nourrissons n'ont pas reçu le vaccin trivalent ROR (rougeole-oreillons-rubéole), 285 000 enfants et adolescents étaient en attente d'un rappel antitétanique[2].

Enfin, cet impact sanitaire est notamment envisagé par rapport à l'enjeu de « la santé mentale » et de la « détresse psychique » des Français. Les questions de la santé mentale « ont suscité de très nombreuses initiatives au printemps 2020 : dans tous les établissements en santé mentale, des lignes d'écoute et de soutien ont vu le jour, destinées soit à la population générale soit aux personnels soignants soit à des populations spécifiques[3]. Les alertes à ce sujet ont continué à être nombreuses et récurrentes depuis le printemps 2020, et elles ne concernent pas seulement ces groupes, mais des classes d'âge entières, notamment la jeunesse[4], voire la population en général lorsque le psychiatre S. Tisseron dénonce un déni de l'importance du lien social pour la santé psychique dans les mesures de lutte contre la pandémie prises par le gouvernement[5]. Plusieurs événements tragiques comme des suicides sur des campus ont eu lieu et des alertes issues de services pédiatriques au sujet de

---

1. E. Billon-Denis et J.-N. Tournier, « COVID-19 et vaccination : une dérégulation globale », Médecine/Sciences 36, 11 novembre 2020. Accessible en ligne : https://www.medecinesciences.org/en/articles/medsci/full_html/2020/10/msc200259/msc200259.html. Consulté le 11 novembre 2020.

2. *Ibid.*

3. M. Gaille et Ph. Terral (dir.), *Les sciences humaines et sociales face à la première vague de la pandémie de Covid-19. Enjeux et formes de la recherche*, rapport cit.

4. Voir « La jeunesse en détresse psychologique », *Le Monde*, 11 et 12 novembre 2020.

5. Voir « Quelle place pour la santé psychique des Français confrontés au Covid-19 et au terrorisme ? », *Le Monde*, 31 octobre 2020.

l'état psychique de pré-adolescents et des enfants ont été lancées[1]. Depuis le début de l'année 2021, après avoir mis un certain temps à trouver sa place dans la discussion et l'expression publique d'une préoccupation du gouvernement, la question de la santé mentale des Français, en particulier des jeunes, des enfants aux étudiants, voire leur détresse psychique, est très présente dans les préoccupations exprimées publiquement, par des particuliers, des professionnels de santé, des responsables/représentants d'institutions ou d'association, ou des responsables politiques, renforçant la crainte d'une « génération sacrifiée » fréquemment énoncée depuis quelques mois au sujet des jeunes, que ce soit pour les étudiants ou les personnes entrant sur le marché de l'emploi.

L'impératif de sauver la vie, le plus grand nombre de vie possible, semble donc rencontrer un certain nombre de limites, au moins de fait. Qu'elles aient été anticipées ou non, qu'elles aient été voulues ou non, il est malaisé de le dire. Mais les éléments factuels et les critiques que nous venons de présenter suggèrent que cet impératif, s'il est réel, n'a pas orienté et n'oriente pas de façon exclusive l'action du gouvernement face à la pandémie.

En outre, une seconde critique des choix gouvernementaux a été formulée, cette fois-ci au nom d'une certaine conception de la vie (humaine) valant d'être vécue. Elle diffère de la critique précédente qui ne met pas en cause la conception de la vie sous-jacente à cet impératif tel qu'il a été présenté par le gouvernement : à savoir ce que j'ai proposé de désigner comme la vie-souffle[2]. Elle exprime une autre conception de la vie humaine et de ce qui fait qu'une vie vaut d'être vécue. Selon cette critique, l'objectif de préservation de la vie humaine, du plus grand nombre de vies – au sens de la

---

1. Voir *Le Monde*, 27 novembre 2020, 2 décembre 2020, 29 janvier 2021.
2. Au Brésil, dans certaines zones, le manque d'oxygène confère à cette représentation de la vie une force particulière : « Il est autour de 13 heures à Manaus, en cette mi-janvier, et sur Instagram, une jeune femme au masque bleu ciel éclate en sanglots. "J'implore votre miséricorde. C'est épouvantable ! Il n'y a plus d'oxygène dans toute l'unité de soin ! Beaucoup de gens meurent là-dedans ! Si vous avez de l'oxygène, s'il vous plaît, apportez-le !" » (*Le Monde* du 19 janvier 2021).

vie-souffle – a pu conduire à sacrifier certains aspects essentiels de la vie humaine, voire ce qui lui confère sa véritable valeur.

Pour décrire cette conception, il est éclairant de revenir à la pensée de la philosophe Hannah Arendt (1906-1975). Elle permet en effet de formuler les caractéristiques principales d'une telle conception. Cette référence permet tout d'abord de considérer la précarité économique comme un premier élément central de la réflexion actuelle sur la vie valant d'être vécue. La pandémie a en effet suscité pour de nombreuses personnes un effondrement matériel des conditions de vie, et les a réduits à passer leur temps, tout leur temps, à la recherche des moyens matériels de subsistance, à l'exclusion de toute autre activité :

> C'est, en effet, la marque de tout travail de ne rien laisser derrière soi, de voir le résultat de l'effort presque aussitôt consommé que l'effort est dépensé. Et pourtant, cet effort, en dépit de sa futilité, naît d'une grande nécessité, il est motivé par une impulsion plus puissante que tout, car la vie elle-même en dépend[1].

Cet état paraît mettre en danger la valeur de la vie, pour des raisons que la distinction que pose Hannah Arendt entre le travail et l'œuvre dans *La Condition de l'homme moderne* permet de comprendre. Elle décrit la vie précaire comme une vie entièrement consommée dans le travail et par là-même consumée, réduite à être un simple « processus vital » – une formulation que l'on peut rapprocher de celle que j'ai proposée de vie-souffle[2]. Selon elle, une telle vie réduite au travail comme condition de son propre entretien/ maintien, a une forme particulière de rapport au temps, induite par le fait que les êtres humains consomment aussitôt les produits qu'ils fabriquent et que ces produits, peu durables par nature, ne peuvent contribuer à composer « le tissu des relations et affaires humaines »[3].

---

1. H. Arendt, *Condition de l'homme moderne*, trad. fr. G. Fradier, Paris, Calmann-Lévy, 1961, p. 131-132.

2. *Ibid.*, p. 134.

3. *Ibid.*, p. 140.

À partir de son analyse, elle introduit une perspective renouvelée sur l'idée de vie, en indiquant que par différence avec une vie réduite à l'entretien du processus vital, l'on peut parler de la vie humaine en « un sens non biologique ». Ce sens est celui qui se niche dans les actions accomplies par les humains et les paroles qui les racontent et les mettent en partage à travers des récits[1]. Nous allons y revenir.

À l'évocation fréquente depuis le début de la pandémie de la précarité économique, notamment celle des jeunes, s'est ajoutée celle d'autres éléments et notamment la solitude – sous l'effet des confinements, des couvre-feux, des isolements en chambres pour les résidents en EHPAD. La solitude a pris de multiples formes :

– l'isolement radical – lié à l'impossibilité des visites dans ce type d'établissement[2] ;

– l'impossibilité ou la très grande difficulté de voir ses proches, familles et amis ; de cultiver ses amitiés[3] ;

– l'impossibilité ou la très grande difficulté d'avoir des interactions sociales qui paraissent anodines mais constituent en réalité les mille et un fils de notre inscription en société, au travail, dans les lieux publics, les lieux de culture, les commerces ;

– l'impossibilité d'exercer son art en public pour les artistes – « ne pas avoir de vrai public me rend neurasthénique », a déclaré le fondateur des Arts florissants, William Christie[4] ;

– l'impossibilité ou la difficulté à avoir une vie amoureuse ou sexuelle, notamment pour les jeunes, du fait de la fermeture de leurs lieux habituels de socialisation.

Bien qu'on puisse envisager cette solitude comme une épreuve partagée, et partant, réinscrivant les êtres humains dans un monde

1. H. Arendt, *Condition de l'homme moderne, op. cit.*, p. 230.
2. *Le Monde*, 1ᵉʳ et 2 janvier 2021 « Covid : la déprime des personnes âgées isolées. Selon le réseau des Petits Frères des pauvres, la deuxième vague a été plus difficile que la première ».
3. Voir l'enquête proposée par *Le Monde*, « L'amitié est-elle soluble dans le Covid ? », édition du 4-6 avril 2021.
4. *Le Monde*, 19 janvier 2021.

commun[1], la question se pose des effets de la solitude sur la valeur de la vie. Par contraste, en effet, la socialité, qui renvoie de façon minimale au sentiment de faire partie d'une société, constitue, après la possibilité de vivre une vie par-delà la précarité, un second aspect de la vie valant d'être vécue pour Hannah Arendt. La pluralité est pour elle le cœur de la condition humaine : chaque individu fait partie d'une pluralité d'êtres humains, qui n'est pas qu'une addition d'êtres, mais un ensemble de relations tissé par la parole et l'action. Ce tissu, pour elle, concerne nos relations les plus intimes, les plus privées, mais va jusqu'au « domaine politique » qui constitue et se nourrit d'une « communauté d'action »[2], en passant par l'espace du social. Toutes ces dimensions sont présentes dans le contexte de la pandémie, y compris la dimension politique, notamment abordée à travers la discussion sur la place des libertés publiques dans l'état d'urgence, l'exercice du droit au rassemblement, la possibilité pour les plus vulnérables de prendre part à la décision qui les concerne, et la dénonciation de l'inexistence d'un débat démocratique sur les mesures prises pour lutter contre la pandémie, porté par exemple par la Défenseur des droits Claire Hédon[3].

En termes arendtiens, la réduction des vies humaines à leur espace privé, domestique, et l'isolement des êtres humains les uns par rapport aux autres conduisent en outre à fragiliser le domaine politique. Ils débouchent sur une possible « atomisation » des existences[4], qu'elle associe au régime totalitaire. On peut considérer

1. Comme le suggère l'actrice I. Huppert, qui évoque, au sujet du premier confinement, « une "expérience" pour certains et une épreuve pour d'autres […] ». Selon elle, toutefois, « le fait de savoir que le monde entier était à la même enseigne nous mettait quand même dans quelque chose de commun, et nous rendait moins seuls, et plus solidaires », *Le Monde*, 9 septembre 2020.

2. H. Arendt, *Condition de l'homme moderne, op. cit.*, p. 257.

3. « Claire Hédon : "L'existence d'un débat démocratique de fond sur le caractère adapté des mesures sanitaires favoriserait la cohésion sociale" » *Le Monde*, 30 octobre 2020.

4. Hannah Arendt a développé cette idée dans son analyse du totalitarisme, relativement à la destruction des liens sociaux mis en œuvre par les régimes totalitaires pour s'assurer de la loyauté des individus (*Les origines du totalitarisme* [1951] trad. fr. J.-L. Bourget, R. Davreux et P. Lévy, Paris, Gallimard, 2002).

que son analyse du totalitarisme est ici hors sujet. Cependant, cette analyse a le mérite de mettre sur le devant de la scène la question des conditions de possibilité de la construction de « communs »[1] sur laquelle a insisté Étienne Balibar dès le printemps 2020, et l'effet à plus ou moins long terme d'une politique qui n'a pas rendu possible cette construction ou qui y a renoncé[2].

La distinction entre « biens essentiels » et « biens inessentiels » doit être également commentée ici, car elle permet de révéler une autre dimension de la représentation de la vie qui vaut d'être vécue, émergeant dans la discussion publique. En effet, tout d'abord, comme l'a observé François de Singly, cette distinction est particulièrement malheureuse car elle introduit de façon indirecte des formes de mépris social, dans la mesure où derrière ces biens, il y a des usagers ou consommateurs de ces biens, et encore derrière ceux-ci, il y a leurs producteurs[3]. Évoquant la théorie de la reconnaissance d'Axel Honneth, il souligne l'importance de la reconnaissance, affective, mais aussi juridique et sociale, déterminante pour les personnes, qui a été empêchée ou du moins entravée par une telle distinction.

Dans le prolongement de cette analyse, je voudrais mettre l'accent sur un troisième élément de la représentation de la vie valant d'être vécue, en évoquant de façon plus spécifiques deux secteurs de la vie économique et sociale, qui sont autant de lieux de pratiques sociales, de rencontres et de socialisations, d'émerveillements et

---

1. É. Balibar, « Ce que devient le politique – mi-temps de crise 1/3 », « Entre l'État et le Commun : le service public – mi-temps de crise 2/3 » et « Mi-temps de la crise – expériences, questions, anticipations 3/3 », AOC, éditions des 15, 16 et 17 juillet 2020. Accessible en ligne : https://aoc.media/opinion/2020/07/16/fin-du-capitalisme-neoliberal-mi-temps-de-la-crise-3-3/. Consulté le 11 novembre 2020.

2. C'est en ce sens, il me semble, qu'on peut lire ce propos de E. Hirsch : « A-t-on suscité la réflexion sociétale que justifiait l'émergence de tels enjeux ? En préférant le consentement tacite au consentement éclairé, cette responsabilité politique a été négligée. Le débat moral s'est dissipé dans quelques controverses relatives au confinement : devions-nous concéder ou non une part de nos libertés, compromettre le futur des plus jeunes et la vitalité de l'économie afin de préserver les plus vulnérables, souvent les plus âgés ? », Le Monde, 27 janvier 2021.

3. « Lors du deuxième confinement, l'utilisation du terme "non essentiel" par le gouvernement a créé une société de mépris », Le Monde, 24 novembre 2020.

d'apprentissages, qui ont été et sont encore fortement mis à mal par la pandémie et sa gestion : la culture et l'éducation. Tout le monde a pu constater ces derniers mois qu'ils avaient été particulièrement concernés par cette distinction entre « biens essentiels » et « biens inessentiels », même si à partir de la seconde vague de la pandémie, une certaine place a été redonnée au moins à l'éducation – jusqu'à ce que la troisième vague de contaminations ne conduise au printemps 2021 à une nouvelle fermeture provisoire des écoles depuis la maternelle jusqu'au lycée.

Hannah Arendt avait déjà pointé, dans un tout autre contexte de réflexion, les dangers inhérents à une politique qui prive à des degrés divers les membres d'une société d'un accès à la culture et à l'éducation. Mais de nouveau, ces propos sont éclairants pour le contexte pandémique. Selon elle, une telle politique retire aux êtres humains ce qui leur permet de cultiver leur capacité à prendre la parole, d'écouter des récits et d'en inventer eux-mêmes, et partant de tisser des liens. Cette privation est donc grave. Offrir une éducation, rendre possible l'accès à la culture, c'est mettre en place les bases d'une véritable vie sociale et politique et celles du passage de relai aux générations futures. En ce sens, pour elle, l'éducation n'est jamais seulement une question pédagogique. Elle est toujours aussi, pleinement, un problème politique (et il en va de même pour la culture) au sens où les êtres humains prennent pleinement acte, en décidant d'offrir ou pas une éducation aux enfants (et à tout nouvel entrant dans une société) du fait de la natalité et de la nécessité d'éduquer les enfants qui naissent : afin de les accueillir dans « notre monde », leur donner l'opportunité d'apprendre des choses neuves, « ne pas les abandonner à eux-mêmes » et « les préparer d'avancer à la tâche de renouveler un monde commun »[1]. C'est donc, à travers la manière dont la culture et l'éducation sont protégées, préservées, mises en valeur ou au contraire relativisées, voire négligées, que toute une politique du monde commun se joue, à la fois pour le présent et pour le futur.

1. H. Arendt, *La crise de la culture*, trad. fr. P. Lévy dir., Paris, Gallimard, 1961, p. 252.

Il y aurait sans doute d'autres aspects à commenter, mais je m'arrêterai à ces trois éléments saillants de la représentation de la vie valant d'être vécue : d'une vie qui ne se réduit pas à son entretien comme processus vital, qui est engagée dans la pluralité propre à la condition humaine par les paroles et les actes, et qui est inscrite dans une activité de construction d'un espace politique autour de communs partagés, impliquant aussi les jeunes générations, en vue d'étayer une capacité collective à se projeter dans le futur. Dans le contexte de la pandémie, il existe une tension difficilement surmontable entre la conception de la vie-souffle et la perspective que nous venons de présenter sur la vie humaine et ce qui fait qu'elle vaut d'être vécue. Et cette tension nous ramène à la question que nous avons initialement posée : avons-nous des raisons, pour une société tout entière confrontée à une pandémie, d'opter pour une conception de la vie humaine plutôt qu'une autre, ce qui revient à faire le choix de soutenir certaines formes de vie plutôt que d'autres ?

L'éthique du care, en ne définissant pas la vie qu'elle invite à soutenir, met de côté toute conception de la vie humaine qui permettrait de prioriser telle ou telle forme de vie : aucune n'est préférable à une autre selon elle. Elle porte donc, sur le plan éthique, la même critique qu'Emmanuel Kant et Friedrich Nietzsche sur un plan ontologique et épistémologique. Donner un contenu à l'idée de valeur de la vie est, du point de vue de l'éthique du care, discutable car sur la base de ce contenu, l'on est susceptible d'imposer à autrui la vision d'une bonne forme d'existence qu'il/elle ne partage pas, lorsqu'une décision médicale est en jeu pour une personne et parce que, lorsqu'on a affaire à une situation qui engage un collectif, l'on pourrait, sur la base de ce contenu, établir et rendre compte d'une hiérarchie entre les vies.

Ainsi l'éthique du care maintient-elle absolument ouverte la discussion sur les vies et les formes de vie à soutenir : aucun argument, aucune vision substantielle de la vie humaine ne permet d'orienter le care dans une direction plutôt que l'autre. En outre, l'éthique du care est « une éthique particulariste qui prend en compte la singularité des situations et la différenciation des vulnérabilités »[1]. Elle défend d'autant plus cette vision non substantielle de la vie humaine et de ce qui fait sa valeur comparativement à d'autres que nous ne sommes pas également vulnérables face aux épreuves et aux catastrophes.

Dans le contexte de la pandémie, une telle perspective conduit, me semble-t-il, à reconduire l'objectif de préserver la vie humaine, le plus grand nombre de vies, y compris lorsqu'il s'agit de la vie-souffle, mais à condition que celui-ci soit poursuivi avec cohérence et pas au détriment d'autres conceptions de la vie humaine. L'équilibre est forcément plus que délicat à trouver et à maintenir entre ces diverses conceptions. La médecine occupe une place complexe dans cet équilibre : essentiel au soutien des vies mises en danger sur le plan respiratoire, elle ne peut absorber tous les moyens d'action sans faire basculer la société dans un primat conféré à la vie-souffle.

Sur le plan philosophique, l'éthique du care invite à tenir fermement la barre de l'indétermination et à favoriser le maintien d'un débat sur la pluralité des conceptions de la vie humaine et de la vie valant d'être vécue. Cette indétermination ne conduit pas à l'inaction et à l'absence de décision. Plutôt, elle indique que les fondements éthiques d'une décision en termes de priorisation n'existent pas et qu'il est inutile de chercher une justification absolument indiscutable au choix d'accorder le primat à une forme de vie plutôt qu'à une autre. Toutes les vies, toutes les formes de vie méritent également d'être soutenues. L'enjeu, dans cette perspective, est plutôt de savoir comment expliciter et assumer des critères de priorisation que l'on sait discutables, relatifs et sans doute liés à ce qu'une société accepte ou refuse à un moment donné de son histoire.

En ce sens, et pour revenir à la question initiale posée dans ce chapitre, l'on peut reconduire la critique de l'évaluation de la valeur

---

1. S. Laugier, « Anthropologie du désastre. Désastre, care, formes de vie », *Raison publique*, 2015. Accessible en ligne : https://raison-publique.fr/387/. Consulté le 5 avril 2021.

de la vie humaine lorsque celle-ci est proposée non pour un individu concerné par une décision médicale, mais pour tout un ensemble de vies, les vies d'une société tout entière. Aucune forme de vie ne doit être plus (ou moins) soutenue que d'autres. La médecine est donc amenée à jouer un rôle crucial lorsque la vie est mise en danger, mais sans que cela ne doive amener à négliger, sur un plan politique et social, les différentes facettes de la vie humaine qui font d'elle autre chose qu'une vie-souffle.

Cette analyse n'épuise pas l'apport de l'éthique du care sur la question du sens de la notion de vie pour la médecine. Nous allons dans le prochain et dernier chapitre examiner un autre versant de l'éthique du care sur cette question.

CHAPITRE V

UNE MÉDECINE ÉCOLOGIQUE POUR UN CARE ÉLARGI AU VIVANT ET À L'ENVIRONNEMENT

L'on se souvient que la définition du care la plus générale proposée par Berenice Fischer et Joan Tronto est celle d'« une activité générique qui comprend tout ce que nous faisons pour maintenir, perpétuer et réparer notre "monde", en sorte que nous puissions y vivre aussi bien que possible. Ce monde comprend nos corps, nous-mêmes et notre environnement, tous éléments que nous cherchons à relier en un réseau complexe, en soutien à la vie »[1]. La définition que je viens de rappeler envisage la vie des êtres humains – « nos corps, nous-mêmes » – mais aussi peut-être d'autres vies que les vies humaines. En faisant référence à l'environnement, un autre terme vague et d'une grande richesse sémantique, Berenice Fischer et Joan Tronto orientent en effet l'attention en direction des autres espèces animales, du vivant en général, voire de la planète Terre et au-delà de la biosphère.

L'on pourrait considérer que la médecine n'est pas concernée par cette dimension de l'éthique du care. Ce chapitre présente des arguments qui invitent à penser au contraire qu'elle est sollicitée au premier chef par cette dimension et que son positionnement contemporain et à venir à l'égard de l'invitation énoncée par l'éthique du care de venir en soutien à la vie doit en tenir compte. Après avoir explicité cette conception élargie de la vie au sein de l'éthique du care, ce chapitre cherchera à tracer les contours d'une médecine qui prend au sérieux cette conception de la vie propre à l'éthique du care : une médecine écologique, liée à l'idée de santé planétaire.

---

1. J. Tronto, *Un monde vulnérable. Pour une politique du care*, *op. cit.*, p. 143.

Plus qu'une évolution déjà accomplie ou largement avancée comme celles examinées dans les chapitres précédents, c'est une évolution encore largement à venir. Mais comme les autres, elle rapprocherait fortement la médecine contemporaine des orientations de l'éthique du care.

Cette dimension environnementale de l'éthique du care a été mise en avant très tôt dans la réception française de cette théorie. Comme l'indique Sandra Laugier, l'éthique du care insiste sur nos vulnérabilités[1], et nos multiples liens d'interdépendance, de sorte que le « nous » ici impliqué inclut non seulement les êtres humains, mais aussi les espèces animales et le vivant en général, et l'environnement – depuis les écosystèmes jusqu'à la planète Terre.

Selon elle, au vivant en général est échu en partage la vulnérabilité :

> Ces autres dont nous avons besoin, sont-ils tous humains? La réalité de la dépendance est aussi la prise de conscience de notre lien à l'environnement et au monde animal. (…) La vulnérabilité est commune au monde animal, qui nous la révèle, comme le montrent John M. Coetzee ou Cora Diamond. Elle peut être alors étendue au non-humain : la vulnérabilité animale, mais aussi celle de tout ce qui dans la nature est fragile, à protéger – la biodiversité, la qualité de l'eau, etc. La découverte de la vulnérabilité, sa centralité, met en évidence l'interdépendance : de l'homme, de l'animal et de l'environnement[2].

Pourtant, la perspective d'un intérêt élargi pour la vie et ses différentes formes à partir de l'idée d'une vulnérabilité partagée n'est pas sans poser problème, dans la mesure où cette notion de vulnérabilité a été d'abord employée, du moins en philosophie, au sujet des êtres humains et que son usage étendu risque de lui faire perdre de sa consistance conceptuelle; par ailleurs, ce sont les activités humaines qui apparaissent aujourd'hui nuire au premier

---

1. S. Laugier, *Tous vulnérables ? Le care, les animaux et l'environnement*, Paris, Payot, 2012, Introduction, p. 7-32.
2. *Ibid.*, p. 11.

chef au vivant non humain, les rendre vulnérables, de sorte qu'au sein de cet ensemble d'être vulnérables, il y aurait des responsables de la vulnérabilité des autres ; enfin, il ne va pas de soi de considérer la Terre comme « fragile ou dépendante de nous. Elle continue d'une façon ou d'une autre : *Gaïa doesn't care* »[1] – et cet ensemble n'est donc peut-être pas si bien délimité que cela.

L'on peut néanmoins relativiser ces difficultés. Selon S. Laugier, en effet, il conviendrait d'aborder cette vision de l'interdépendance des êtres vivants fondée sur une commune vulnérabilité non sur un plan métaphysique, mais plutôt pragmatique, en se concentrant sur les activités et les pratiques de care qui renvoient à l'interdépendance entre les vies humaines et animales, dans différents domaines, comme l'agriculture et l'élevage, l'architecture et le paysagisme, l'aménagement écologique de l'espace – et ajouterais-je dans le sillage des travaux récents de la philosophe Virginie Maris, la décision d'accorder une place à « la part sauvage du monde »[2].

De la même manière qu'au sujet de la vie humaine envisagée dans le chapitre précédent, l'éthique du care constitue ici non une forme de pulsion sentimentale selon laquelle nous devrions « dans un vaste élan affectif, intégrer, femmes, hommes, vieux, jeunes, animaux et le reste de notre univers dans une attention globale que nous devrions à tous »[3], mais un espace théorique où des questionnements peuvent être déployés. Ainsi, eu égard aux formes multiples de vie du vivant et à la planète Terre, l'éthique du care favorise le fait de s'interroger : pourquoi certains sont indifférents à l'égard des effets nuisibles de l'action humaine sur l'environnement ? Pourquoi sommes-nous négligents à l'égard de l'oiseau qui niche sous notre toiture, mais très attentifs à ce que nous envisageons être le bien-être de notre chien ? Pourquoi Pierre veille à ne mettre dans son assiette aucune viande issue de l'élevage industriel et Paul ne

---

1. *Ibid.*, p. 13.
2. V. Maris, *La Part sauvage du monde. Penser la nature dans l'Anthropocène*, Paris, Seuil, 2018.
3. S. Laugier, *Tous vulnérables ? Le care, les animaux et l'environnement*, *op. cit.*, p. 16-17.

mange que des légumes issus de la permaculture, quand d'autres se moquent du contenu de leur assiette?, etc. Et par-delà ces questionnements, elle insiste sur l'interdépendance des différentes formes de vie et de la vie humaine et du devenir de la planète Terre.

L'éthique du care n'est pas la seule à favoriser ces questionnements et à mettre en avant cette interdépendance. Mais tous les courants de pensée qui sont aujourd'hui mobilisés à ce sujet ne s'intéressent pas aux implications de cette perspective pour la médecine que nous voudrions ici expliciter. Par exemple, la *Land ethic* fondée par le forestier Aldo Leopold entretient selon Layla Raid une certaine proximité sur ce sujet avec l'éthique du care. Pour l'éthique du care comme pour la *Land ethic,*

> la défense de l'environnement inclut (à tout le moins) celle des animaux humains que nous sommes, entre autres membres de la communauté biotique; et un care responsable aux personnes inclut aujourd'hui une prise en compte de la qualité de leur « environnement ». Le soutien des jeunes vies humaines ne pourrait manquer de prendre une couleur tragique si la menace écologique apparaissait aux care-*givers* comme irrévocable[1].

Cependant, la *Land ethic* n'accorde pas d'attention spécifique à la médecine.

Dans le sillage de cette *Land ethic*, Van Rensselaer Potter, le créateur de l'expression de bioéthique, a été le premier, au sein de celle-ci, à associer la santé humaine et la santé de la Terre – une ligne qui a été par la suite prolongée par d'autres que lui jusqu'à la prise en compte de la biosphère[2]. Van Rensselaer Potter a cependant préconisé des mesures politiques (notamment en termes de contrôle de la reproduction humaine) et a une vision anthropocentrée de

---

1. L. Raid, « De la *Land ethic* aux éthiques du care », dans S. Laugier (dir.), *Tous vulnérables ? Le care, les animaux et l'environnement, op. cit.*, p. 117.
2. Van Rensselaer Potter, *Bioethics: Bridge to the Future*, Englewood Cliffs (NJ), Prentice Hall 1971, et du même, *Global Bioethics, Building on the Leopold Legacy*, East Lansing (MI), Michigan State University Press, 1988.

l'écologie qui nous éloigne d'une politique de l'attention et des activités de soutien à la vie telle que l'éthique du care la conçoit.

L'éthique du care est elle-même évoquée par Jean-Philippe Pierron dans sa conception d'une philosophie du soin qui vise les êtres humains, le vivant et le monde dans un seul et même ensemble. Sa proposition consiste à rapprocher dans une philosophie du soin des courants de pensée en apparence irréconciliables, dont l'éthique du care, au nom d'une intention et d'une attention partagées à l'égard des différentes formes de vie et de la Terre : « le soin et la tradition chrétienne de la charité, le soin et la tradition anglo-saxonne du pragmatisme, le soin et la tradition phénoménologique de l'attention »[1]. Dans cette proposition, il reprend à son compte l'idée d'une attention élargie au vivant et à l'environnement qui se déploie à travers différents gestes et activités : « à l'approche factorielle – le facteur environnement – et sectorisée des relations entre santé et environnement, une philosophie du soin oppose son souci d'embrasser dans un même mouvement la médecine, le soin de l'humain, des non-humains et de la nature, à l'heure de la transition écologique »[2]. Cette philosophie du soin intéresse directement notre propos dans la mesure où elle trace une orientation claire pour la médecine en lien avec l'ambition de rompre avec la logique politique qui traite séparément les enjeux environnementaux et les enjeux de santé (relativement aux autres humains). Toutefois, elle ne nous dit pas comment la médecine peut elle-même contribuer à soutenir la vie dans toute l'extension sémantique conférée à ce terme par l'éthique du care.

Poursuivons notre réflexion à ce sujet en nous tournant vers l'écologie de la santé. L'écologie de la santé ambitionne – en fait depuis l'émergence de l'écologie à la fin du XIXe siècle, de décrire et d'analyser les différentes formes de vie et espèces vivantes qui peuplent la planète et l'habitent en tissant mille et un liens

1. J.-Ph. Pierron, *Prendre soin de la nature et des humains. Médecine, travail, écologie*, Paris, Les Belles Lettres, 2019, p. 124.

2. *Ibid.*, p. 503.

d'interdépendance. Autrement dit, elle consiste fondamentalement en l'étude de leurs relations. Aujourd'hui, l'écologie de la santé est le cœur de programmes souvent aussi scientifiques que politiques, associés à des expressions « bannières » : « *One Health* », « *One world, one health* », ou encore « santé planétaire », sur laquelle nous allons revenir.

La perspective « *One health* » a été proposée par la *Wildlife Conservation Society*, en 2004. Elle propose pour lutter contre les maladies et maintenir l'intégrité de l'écosystème, une vision « holistique » de la santé humaine, intrinsèquement liée au respect de la biodiversité et au souci du vivant en général et du devenir de la planète Terre ou de la biosphère[1]. Selon cette perspective, la dimension holistique renvoie aux interdépendances multiples mises en évidence par l'écologie de la santé et correspond à un repositionnement de l'être humain dans l'ensemble du vivant et la Terre.

Cependant, sur un plan conceptuel, on peut ici vouloir préciser les choses et adopter une distance critique à l'égard de certains usages terminologiques susceptibles de brouiller la portée de cette perspective. Ainsi, comme le souligne Catherine Larrère, un point de vue holiste est potentiellement subordinateur, alors que l'accent mis sur les relations n'implique pas que l'on détermine une unité englobante : « l'étude des relations ne débouche pas sur une hiérarchie, elle permet plutôt d'établir une cartographie des dépendances et des attachements »[2].

En particulier, il importe donc de comprendre que l'être humain n'occupe pas la place centrale dans un schéma de représentation de type « *One health* », à la différence de celui que l'on rencontre souvent pour illustrer l'idée d'exposome, ou de celui que l'on découvre dans le travail de Göran Dahlgren et de Margaret Whitehead pour rendre compte de l'ensemble des déterminants

---

1. Voir http://oneworldonehealth.org/WCCresolution2004.pdf.
2. C. Larrère, « L'histoire du parc de la Courneuve et du crapaud calamite », dans A. Gefen et S. Laugier (dir.), *Le pouvoir des liens faibles*, Paris, CNRS éditions, 2020, p. 152.

sociaux de la santé et des multiples influences externes et internes sur l'humain[1]. La notion de santé planétaire est peut-être plus prometteuse sous cet angle que d'autres, car elle met l'accent sur les relations et l'interdépendance entre la santé humaine et le devenir des systèmes naturels de la planète Terre sans être sous-tendue par une hiérarchie entre les entités en relation[2]. Le point est important et il fait écho à l'éthique du care dans sa volonté de *ne pas* hiérarchiser les vies en soutien desquelles le care se déploie.

Dans le contexte de la pandémie de Covid-19, cette vision a été mise en avant. Du fait des modalités de transmission supposées du virus par un animal, les sociétés humaines sont en effet pour ainsi dire aujourd'hui obligées de prêter attention non seulement aux vies humaines, mais aussi aux vies animales et à la manière dont les humains se relient à elles et exploitent les ressources naturelles, les transforment, les transportent, les consomment, traitent leurs déchets, etc. Ainsi, selon l'écologue Serge Morand, dans le cas de la présente pandémie comme dans celui du SARS-CoV-2 en 2002, la cause fondamentale de la maladie, même si l'on ignore précisément la chaîne de transmission, est à chercher dans la « modification des habitats », « l'empiètement de l'agriculture intensive sur des habitats diversifiés », les « contacts accrus entre un élevage en trop grande croissance et les habitats de la faune sauvage »[3], et la « mondialisation effrénée des échanges »[4]. Se revendiquant de l'idée de « santé planétaire » évoquée précédemment, il met en cause les comportements humains (exploitation des ressources, production, consommation) qui conduisent à polluer la planète, la déforester,

---

1. G. Dahlgren, M. Whitehead, *European Strategies for Tackling Social Inequities in Health: Levelling Up*, Part 2., p. 20. Accessible en ligne : https://www. euro.who.int/__data/assets/pdf_file/0018/103824/E89384.pdf. Consulté le 29 janvier 2021.

2. The Rockefeller Foundation–Lancet Commission on planetary health, « Safeguarding human health in the Anthropocene epoch : report of The Rockefeller Foundation–Lancet Commission on planetary health », *The Lancet*, 14 novembre 2015.

3. S. Morand, *L'homme, la faune sauvage et la peste*, Paris, Fayard, 2020, p. 54.

4. *Ibid.*, p. 77.

industrialiser abusivement l'agriculture et l'élevage au point que « la plupart du temps, on s'aperçoit que le nœud du problème et de la transmission revient toujours à questionner les liens entre les animaux sauvages, les animaux d'élevage, les animaux de compagnie et les humains »[1].

La conséquence de cette analyse est que la « gouvernance de la santé » doit intégrer, selon lui, l'écologie de la santé[2]. Son analyse des causes des maladies comme celle de la Covid-19 le conduit à critiquer une vision de la santé environnementale priorisant les dispositifs de bio-surveillance[3], qu'il envisage comme des solutions de bout de chaîne, autrement dit comme un traitement des conséquences et non des causes du surgissement de la pandémie. Plus généralement, elle débouche sur un programme dans lequel la santé humaine doit être appréhendée comme un objet de politiques publiques de façon élargie, pluri-ministérielle, englobant des actions qui vont de la mise en place du système de santé à des politiques environnementales et économiques, concernant les transports et les mobilités, etc., et bien sûr de politiques fondées sur l'interdépendance des êtres vivants.

L'on retrouve ici une perspective assez proche de celle proposée par Jean-Philippe Pierron, bien qu'elle soit formulée dans un tout autre cadre. Cependant, de nouveau, nous ne savons pas si et comment la médecine peut elle-même contribuer à soutenir la vie dans toute l'extension sémantique conférée à ce terme par l'éthique du care, en dehors du fait qu'elle devrait s'inscrire et s'articuler à un ensemble d'actions politiques, organisationnelles, etc., qui excèdent le champ habituellement associé à la santé.

1. S. Morand, *L'homme, la faune sauvage et la peste*, *op. cit.* Sur la question du lien entre deforestation et Covid-19, voir P. H. S. Brancalion *et al.*, « Emerging Threats Linking Tropical Deforestation and the COVID-19 Pandemic », *Perspectives in Ecology and Conservation* 18, 2020, p. 243-246.

2. S. Morand, *L'homme, la faune sauvage et la peste*, *op. cit.*, p. 54.

3. C'est par exemple la préconisation du médecin et politicien Philippe Juvin dans *Le Monde* du 12 janvier 2021 : « Faisons de la santé environnementale une priorité », dit-il, pour déplorer ensuite le fait « que la France court après le Covid et n'est dotée d'aucun outil de veille épidémiologique ou de surveillance de l'environnement ».

Essayons donc d'approfondir cette question du rôle de la médecine, envisagée comme un élément parmi d'autres d'une politique globale en faveur de la santé planétaire. De quelle manière la médecine peut-elle soutenir la vie au sens large, indéterminé de ce terme, au-delà du seul vivant humain? Doit-elle puiser dans son éventail d'actions et de compétences coutumières ou inventer de nouvelles façons de faire?

La réponse à cette question ne va pas de soi d'abord parce qu'il n'y a rien d'évident à considérer que « tout problème de santé a nécessairement ses solutions en médecine », selon le propos du médecin Nicolas Senn[1], qui s'oppose à la « médicalisation de la santé de la population »[2] :

> Ce qui va clairement dans ce sens, c'est que l'on considère en général qu'uniquement 10 à 20 % de la santé peut être attribuée aux interventions médicales, le reste étant lié à des facteurs autres, généralement dépendant de la société dans son ensemble[3].

Si l'on pose la question de savoir comment la médecine peut soutenir la vie au sens large, indéterminé de ce terme, en tenant compte de cette observation, il faut donc attendre des réponses dont la portée sera peut-être modeste, et associant peut-être les compétences des professionnels de santé à celles d'autres métiers[4]. Une fois ceci dit, il est intéressant de remarquer qu'aujourd'hui, la

1. N. Senn, « Traiter la maladie ne suffit pas », conférence prononcée dans le cadre du « Forum Santé Le Temps », Lausanne, 26 septembre 2019.

2. P. M. Lantz, « The medicalization of population health : who will stay upstream? », *The Milbank Quarterly* 97, 2019, p. 36-39.

3. S. H. Woolf, « Necessary nut not sufficient : why Health Care alone cannot improve population health and reduce health inequities », *Annals of Family Medicine*, 17, p. 196-199.

4. Une telle réponse ne réside probablement pas seulement dans des formes institutionnelles et politiques d'action ; on peut aussi évoquer des pratiques sociales initiées par des individus et des collectifs, comme la permaculture. Voir L. Centemeri, « Health and the Environment in Ecological Transition : The Case of the Permaculture Movement », *in* F. Bretelle Establet, M. Gaille et M. Katouzian (dir.), *Making Sense of Health, Disease and the Environment in Cross-Cultural History. The Arabic-Islamic World, China, Europe and North America*, New York, Springer, 2019, p. 309-331.

question de la contribution de la médecine au soutien de la vie au sens large, indéterminé de ce terme, a déjà suscité récemment la formulation de diverses propositions. Autrement dit, même si les choses ne sont pas encore établies fermement, l'idée d'une santé planétaire fait son chemin en médecine et son soutien à la vie prend une acception différente de celle associée à une médecine exclusivement dédiée à lutter contre les maladies de l'être humain.

La réflexion suscitée par le réchauffement climatique et l'étude en cours de ses impacts sanitaires a ainsi débouché sur plusieurs initiatives, notamment celle initiée par la revue *The Lancet*[1]. Selon Nicolas Senn, face au réchauffement climatique et à ses impacts sur la santé humaine, une première approche consiste ainsi à « s'adapter » – ce que les professionnels et les services de santé ont, observe-t-il, d'une certaine manière toujours fait au cours de l'histoire, en tentant de guérir les maladies qui survenaient, ou d'accompagner les personnes atteintes de pathologies chroniques[2]. On peut souligner que cette première approche renvoie au rôle classique de la médecine : intervenir pour soigner et guérir des maladies dans la mesure du possible. Elle peut être complétée par des actions préventives. Pensons par exemple, en cas de hausse inhabituelle des températures, aux campagnes de santé publique et aux recommandations que les médecins peuvent faire à leurs patients sur l'hydratation, le fait de rester abrité du soleil et de la chaleur, de réduire ses déplacements, et aux soins médicaux prodigués lorsqu'une telle hausse survient.

Une seconde approche, selon Nicolas Senn, consiste à jouer un rôle dans la diffusion de l'information sur le lien entre réchauffement climatique et santé, qui est loin d'être évident pour une majorité des patients et de la population (y compris chez les soignants).

---

1. Voir le site https://www.lancetcountdown.org/. Consulté le 12 août 2021.
2. En médecine générale, voir par exemple les propositions présentées par R. Walker *et al*., « Health Promotion Interventions to Address Climate Change Using a Primary Health Care Approach: a Literature Review », *Health Promotion Journal of Australia.* 22, 2011 ; ou encore C. L. Parker *et al.*, « The Changing Climate : Managing Health Impacts », *American Family Physician* 100(10), 2019, p. 618-626.

Une troisième approche consiste à contribuer de façon directe à atténuer (on parle souvent de « mitigation » à ce sujet) les effets du changement climatique, en réformant l'organisation des services de santé pour qu'ils diffusent moins de dioxyde de carbone[1], et en incitant les patients à modifier leurs comportements, par exemple alimentaires, ou en termes de mobilité.

L'on peut vouloir distinguer les deux volets car cette approche semble réunir des actions de nature très différentes : d'un côté, la perspective d'une évolution des services de santé vers des modes de fonctionnement à moindre émission de dioxyde de carbone ; de l'autre, celle de contribuer à une modification des comportements par une politique de communication sur les risques du changement climatique pour la santé humaine. Soulignons par ailleurs la complexité de la deuxième tâche. En effet, la population est si diverse qu'un message, s'il est conçu comme un texte unique, court le risque d'avoir peu d'effet. Toutes les difficultés déjà identifiées au sujet des campagnes d'information en matière de santé publique sont comme décuplées dans un contexte transnational où les inégalités dites « nord-sud » conduisent certains pays à assumer, au nom de leur propre développement, des modes de production très pollueurs, aggravant le changement climatique :

– difficulté à dépasser la « fiction de *l'homo medicus* »[2] éduqué et insuffisante prise en compte du récepteur, ou plutôt des récepteurs et de leurs particularités respectives ;

– difficulté des pouvoirs publics à connaître, entendre et accepter d'autres hiérarchies de valeurs que celles qui fondent les politiques de santé publique ;

– difficulté à informer dans un contexte de mise en cause de l'expertise et de la démarche scientifique ;

– difficulté à alerter sur des risques invisibles ou lointains ;

1. J. Gonzalez-Holguera, N. Niwa et N. Senn, « Co-bénéfices santé-environnement », *Revue Médicale Suisse*, 2020, p. 704-711.
2. P. Peretti-Watel, « L'homo medicus, cible fictive de la prévention des conduites à risque », dans R. Crespin (éd.), *Se doper pour travailler.* Toulouse, Érès, 2017, p. 45-58.

– difficulté à élaborer un discours qui touche de façon directe et efficiente les personnes concernées[1].

Retenons ici cependant, malgré ces difficultés, la visée d'atténuation des effets du changement climatique à travers des actions concrètes menées par les professionnels de santé et leurs institutions.

Finalement une quatrième approche réside dans le fait d'assumer une certaine exemplarité et un engagement, comme le fait par exemple Richard Horton, rédacteur en chef du *Lancet*, en apportant publiquement son soutien à la désobéissance civile du mouvement extension *Rebellion* et en prônant une mobilisation collective dans la lutte contre le réchauffement climatique[2].

Ce que suggère cet ensemble de pistes et de propositions par et pour des professionnels de santé est que la médecine contemporaine a sans doute déjà entrepris son *aggiornamento* au regard des effets sanitaires du changement climatique et qu'il y a place pour une médecine qui soigne les humains tout en s'inscrivant dans une perspective de soutien à la vie élargi au vivant.

Dans le cas de la réflexion suscitée par le réchauffement climatique et l'étude en cours de ses impacts sanitaires, l'on retrouve bien les différentes dimensions du care déjà évoquées : le *caring about* (le fait de reconnaître un besoin) ; le *taking care of* (le fait d'assumer la responsabilité de répondre au besoin identifié) ; le *care-giving* (le fait de prodiguer des soins) ; et le *care-receiving* (le fait de bénéficier d'un retour eu égard au soin prodigué, ici sans doute en termes de conception du métier et du rôle social des professionnels de santé) ; et enfin, le *care for*, qui permet de situer les enjeux à un niveau politique et s'avère ici particulièrement important : ambitionner le développement d'une telle médecine ne peut être en effet qu'un objectif collectif et politique.

---

1. M. Gaille, « L'alerte en santé publique : difficultés anciennes, défis récents et ressources inédites », *Actualité et Dossier en Santé Publique* 106, 2019, p. 43-45.

2. Voir la vidéo : https://www.youtube.com/watch? v=2x6sBfV64N4, consulté le 23 janvier 2021.

L'on peut sans doute qualifier la médecine qui émerge sous nos yeux d'écologique, au sens où l'être humain auquel elle prodigue du care sous diverses formes, est et apparaît comme un vivant parmi d'autres, et dont la santé propre dépend en large partie de l'état de ses relations au reste du vivant, aux écosystèmes et à la planète Terre [1]. Nous n'avons plus, ou plus seulement, affaire à une médecine de l'être humain considéré isolément (par rapport au reste du vivant).

Ainsi la définition du care proposée par Berenice Fischer et Joan Tronto, qui met en avant l'idée d'un soutien à la vie dans un sens très large ou indéterminé de ce terme, permet de poser la question de savoir quelle vie soutient, pourrait ou devrait soutenir la médecine. Par son ouverture aux perspectives écologiques, elle éclaire un enjeu, peut-être l'enjeu majeur pour la médecine contemporaine : à savoir celui du rôle qu'elle pourrait jouer face aux défis de la santé planétaire et de son positionnement par rapport à une vision de l'être humain appréhendé dans ses interdépendances avec les autres espèces animales, le vivant en général, voire la planète Terre et au-delà la biosphère.

1. Voir sur cette notion de limites planétaires W. K. Steffen *et al.*, « Planetary Boundaries: Guiding Human Development on a Changing Planet », *Science*, Vol 347, Issue 6223, 2015.

CONCLUSION

En un sens, cet essai n'est rien d'autre qu'un libre commentaire, ou une variation *adagio*, de la définition du care proposé par Berenice Fischer et Joan Tronto, comme

> *une activité générique qui comprend tout ce que nous faisons pour maintenir, perpétuer et réparer notre « monde », en sorte que nous puissions y vivre aussi bien que possible.* Ce monde comprend nos corps, nous-mêmes et notre environnement, tous éléments que nous cherchons à relier en un réseau complexe, en soutien à la vie[1].

... Et des diverses manières dont le care se décline selon Joan Tronto : celles du « *caring about* », du « *taking care of* »/« *caring for* », du « *care-giving* », du « *care-receiving* », et finalement du « *caring with* » à travers l'idée de « *caring democracy* ».

Cette forme de réflexion – le commentaire – constitue une manière de faire très ancienne en philosophie, même si celle-ci a développé d'autres styles tout aussi fructueux. Elle a pour caractéristiques – et vertu – de décrypter un phénomène, de le décrire, de l'examiner, de l'évaluer à travers un prisme qui certes a été conçu à d'autres fins, mais apporte son éclairage propre et indirect. Une telle démarche permet généralement, grâce à l'étayage fourni par ce prisme, de mettre l'accent sur tel ou tel aspect auquel on souhaite plus particulièrement s'intéresser, voire tout simplement de le rendre visible. Aussi l'approche par le commentaire libre ne vise-t-elle pas nécessairement l'exhaustivité, et l'on peut même dire qu'elle ne la recherche pas. Il s'agit plutôt de trouver les manières de focaliser sur certaines dimensions plutôt que d'autres.

Ici, le lecteur ne trouvera donc pas une thèse globale sur la médecine et son devenir à l'époque contemporaine, ni un examen de toutes les facettes de celle-ci. Comme nous l'avons dit en introduction, la focale est d'ordre éthique. Et encore l'éthique du

---

1. J. Tronto, *Un monde vulnérable. Pour une politique du care, op. cit.*, p. 143.

care conduit-elle sans doute à privilégier certaines interrogations éthiques plutôt que d'autres.

Malgré ces limites, le présent essai repose sur la conviction que mobiliser l'éthique du care est une opération fructueuse pour contribuer à un travail réflexif de la médecine et de la société sur la manière dont cette dernière prend soin des malades et des mourants. C'est à mon sens une opération fructueuse au premier chef parce qu'elle permet de formuler et d'expliciter certaines orientations normatives de la médecine contemporaine et future. Or il est essentiel dans un contexte de discussion éthique publique et pluraliste d'être capable d'énoncer son positionnement éthique et de l'argumenter, d'en tester la cohérence et d'en concevoir les implications. Ainsi, dans le contexte de la pandémie évoqué au chapitre IV, le gouvernement français a mis en avant un objectif pour rendre compte de ses décisions politiques et de sa stratégie : celui de sauver la vie, le plus grand nombre de vies possible, sans discrimination, et en particulier à l'égard des personnes âgées. L'État semble avoir ainsi pris parti. Mais l'a-t-il fait avec toute la cohérence requise ? Comment dans ce cas justifier des mesures qui ont *de fait* conduit à des formes de priorisation en contexte médical, ne serait-ce que via le report de certains actes et les tensions connues en services de réanimation dans certains hôpitaux publics ? Comment répondre à la critique selon laquelle un tel choix a mis plus ou moins durablement entre parenthèses des activités fondamentales, constitutives de la vie valant d'être vécue pour certains ? La discussion à ce sujet ne peut commencer que si les positions sont énoncées clairement.

C'est en posant toutes ces questions qu'il m'a paru possible d'appréhender des évolutions éthiques propres à la médecine en contexte français ces cinquante dernières années, autant que des enjeux et des dilemmes. Quelques lignes de force se dégagent de la réflexion :

1) Ce que j'ai désigné tout au long de cet essai par le terme « éthique », c'est-à-dire les orientations et enjeux normatifs structurants de la médecine, n'est pas une réalité figée, mais au

contraire une réalité dynamique et évolutive dans le temps (sans schéma linéaire ni univoque).

2) Cette dynamique ne s'appréhende pas ailleurs que dans la vie sociale, les relations humaines, l'accomplissement de tâches, de gestes, la mise en œuvre de compétences et de pratiques ; l'éthique du care, comme cadre de pensée, permet d'expliciter et de formuler l'orientation de cet ensemble d'activités, de le ressaisir et de l'exprimer de façon claire et distincte. Sur ce point, l'éthique du care porte son attention à la dimension horizontale du care, entendue par différence avec des cadres théoriques qui ne s'intéressent qu'aux formes institutionnelles et/ou étatiques de la solidarité, de l'assistance, etc. Pour autant, elle ne néglige pas pour autant ces formes et invite à les articuler avec la dimension horizontale du care.

3) L'éthique du care invite la médecine à voir dans le care dédié au mourant ou au malade qui ne guérira pas autre chose qu'un succédané d'elle-même, mais bien une forme à part entière de médecine. Pour celles et ceux qui vont vivre, éventuellement avec les séquelles d'un accident, une maladie qui ne guérira pas, elle invite la médecine à explorer avec le malade ce qui lui reste de latitude et l'aider à vivre aussi bien que possible, selon une conception de la vie qui convient à ce malade. Pour celles et ceux qui s'apprêtent à mourir, le soutien à la vie prôné par l'éthique du care peut certainement prendre la forme – certes contre-intuitive mais essentielle sur le plan éthique – d'un retrait de soin, du passage à une démarche palliative, voire d'un questionnement sur une forme d'aide active à mourir.

4) La vie que l'éthique du care se propose de soutenir excède toutes les bornes que l'on pourrait vouloir lui assigner : ce sont toutes les formes de la vie humaine qu'il convient, sans hiérarchie, en prêtant une attention renforcée aux inégalités de fait, de soutenir ; ce sont toutes les formes de la vie sur Terre qu'il convient de soutenir. Et ce sur point, et pas seulement le premier, la médecine a un rôle à jouer en articulation avec d'autres éléments composant une politique de la santé planétaire.

Le lecteur peut tirer des bénéfices, sur un plan conceptuel et normatif, de ce libre commentaire de l'éthique du care, même s'il s'inscrit dans d'autres paradigmes théoriques. S'il se tient à distance, étant plus convaincu par d'autres cadres de pensée, il peut a minima profiter des apports d'une pensée étrangère – pour filer, sur un autre plan, la métaphore canguilhémienne de la « matière étrangère »[1]. S'il y trouve de l'intérêt, mais considère que l'éthique du care n'est pas un prisme approprié pour aborder le cadre français, plus lié par son histoire politique, juridique et sociale, à l'idée de solidarité, il pourra également apprendre du « regard éloigné » que constitue l'éthique du care.

Au demeurant, il ne faut pas exagérer l'étrangèreté de l'éthique du care : non seulement celle-ci a fait l'objet d'une substantielle réception en France, comme nous l'avons rappelé tout au long de cet essai, mais l'on peut sans doute tracer des points, sur un plan théorique, entre l'éthique du care et les pensées de la solidarité[2]. L'on a même intérêt à parler plusieurs « langues » théoriques et normatives, comme le suggère Ruud Ter Meulen, lorsqu'il examine ensemble, sans les confondre, les traditions de pensée fondées sur l'idée de justice et sur celle de solidarité[3].

En retour, si l'argument principal de cet ouvrage est que la médecine gagne à être abordée à travers l'éthique du care, pour en penser le périmètre et l'inscription dans un ensemble de gestes et de pratiques de soin, les objectifs et les enjeux, sur un plan éthique, j'espère que l'analyse présentée ici apporte à son tour sa pierre à l'éthique du care. Elle peut y contribuer à mon sens pour une double raison. Tout d'abord, parce que son analyse permet d'approfondir le sens de la définition du care. En effet, au-delà de sa simplicité et de sa clarté apparentes, la définition m'est apparue mystérieuse. Elle a pu jouer le rôle de prisme que j'évoquais plus haut parce qu'elle

---

1. G. Canguilhem, *Le normal et le pathologique*, *Œuvres complètes*, t. 2, *Écrits de médecine et de philosophie*, Paris, Vrin, 2021, « Introduction », p. 43.

2. T. Brannelly, « An Ethics of Care Research Manifesto », *International Journal of Care and Caring* 2(3), 2018, p. 367-378.

3. R. Ter Meulen, *Solidarity and Justice in Health and Social Care*, *op. cit.*

a été d'emblée associée à des interrogations auxquelles j'ai tenté de répondre : que signifie soutenir la vie, en particulier lorsqu'il s'agit de la vie d'un malade, voire d'un mourant ? Quel sens a le fait d'inclure l'attention prêtée à un phénomène dans le care ? Pourquoi est-il important de ne pas s'en tenir à la compassion, à l'amour, à l'affection et de politiser le care, autrement dit, de prêter attention à la volonté politique d'institutionnaliser le care en lui donnant des moyens et de mailler care privé et care public ? S'il s'agit d'aider tout un chacun à vivre aussi bien que possible, cela peut-il signifier le soigner contre son gré, adopter une stratégie thérapeutique dont il ne souhaite pas, le contraindre, décider à sa place au nom d'une conception de la vie bonne ? Quelle est la vie soutenue ? Toutes les formes de vie se valent-elles ? Et finalement, l'environnement et ce qui le peuple, d'autres formes de vie, doivent-ils jouer un rôle dans la réflexion sur la médecine ?

En outre, même si, comme nous l'avions souligné en introduction, la médecine n'occupe pas de place privilégiée au sein de cette éthique, l'attention aux situations de soin médical permet notamment d'étudier de façon privilégiée les variations de rythme et d'intensité du *care* : toutes les activités « *caring* » constituent des éléments de soutien à la vie, mais la vie humaine n'est pas linéaire, elle connaît des accidents, le vieillissement et l'approche de la mort, et lorsque les gestes du soin médical interviennent, c'est pour la soutenir dans des moments critiques ou de façon continûment indispensable, lui accorder du care jusqu'au décès, et apprendre à savoir quand « retenir » et quand « lâcher prise ». En ce sens, l'analyse du care en contexte médical n'a sans doute pas d'équivalent pour l'éthique du care et permet d'en révéler, de façon lumineuse, le caractère incisif et fécond.

BIBLIOGRAPHIE

ARENDT H., *Les origines du totalitarisme* [1951], trad. fr. J.-L. Bourget, R. Davreux et P. Lévy, Paris, Gallimard, 2002.

– *Condition de l'homme moderne* [1958] trad. fr. G. Fradier, Paris, Calmann-Lévy, 1961 et 1983.

– *La crise de la culture* [1961], trad. fr. P. Lévy (dir.), Paris, Gallimard, 1972.

BAERTSCHI B., *La valeur de la vie humaine et l'intégrité de la personne*, Paris, P.U.F., 1995.

BAJOS N. *et al.*, « Les inégalités sociales au temps du Covid-19 », *Questions de santé publique* 40, octobre 2020. Accessible en ligne : https://www.iresp.net/wp-content/uploads/2020/10/IReSP_QSP40.web_.pdf.

BALIBAR É., « Ce que devient le politique – mi-temps de crise 1/3 », « Entre l'État et le Commun : le service public – mi-temps de crise 2/3 » et « Mi-temps de la crise – expériences, questions, anticipations 3/3 », *AOC*, éditions des 15, 16 et 17 juillet 2020. Accessible en ligne : https://aoc.media/opinion/2020/07/16/fin-du-capitalisme-neoliberal-mi-temps-de-la-crise-3-3/.

BARRIER PH., *Le Patient autonome*, Paris, P.U.F., 2016.

BATAILLE PH. et S. BRETONNIÈRE, *Vivre et vaincre le cancer. Les malades et les proches témoignent*, Paris, Autrement, 2016.

BASZANGER I., « Les maladies chroniques et leur ordre négocié », *Revue française de sociologie* 27, 1986, p. 3-27.

— et M. BUNGENER, A. PAILLET (dir.), *Quelle médecine voulons-nous ?* , Paris, La Dispute, 2002.

BEAUCHAMP T. L. et J. F. CHILDRESS, *Les principes de l'éthique biomédicale*, trad. fr. M. Fisbach, Paris, Les Belles Lettres, 2008.

BÉLIARD A. *et al.*, « "C'est pour son bien". La décision pour autrui comme enjeu micro-politique » (Introduction et coordination du numéro), *Sciences sociales et santé* 33, , sept. 2015, p. 5-14.

BILLON-DENIS E. et J.-N. TOURNIER, « COVID-19 et vaccination : une dérégulation globale », *Médecine/Sciences* 36(11), Novembre 2020, p. 1034-1037.

BOBIN CH. et BOUBAT É, *Donne-moi quelque chose qui ne meurt pas*, Paris, Gallimard, 1996.

BOISSERIE-LACROIX L., O. MARQUESTAUT et de M. STAMPA, « Patients en situation palliative en hospitalisation à domicile : trajectoires de soins et caractéristiques cliniques », *Santé Publique* 29(6), 2017 p. 851-859.

BOULANGER A., « Les directives anticipées et le désir de maîtrise de sa fin de vie », *Médecine & Droit*, 2017, p. 136-140.

BRANCALION P. H. S. *et al.*, « Emerging Threats Linking Tropical Deforestation and the COVID-19 Pandemic », *Perspectives in Ecology and Conservation* 18(4), 2020, p. 243-246.

BRANNELLY T., « An Ethics of Care Research Manifesto », *International Journal of Care and Caring* 2(3), 2018, p. 367-378.

BRUGÈRE F., « L'éthique du care : entre sollicitude et soin, dispositions et pratiques », dans L. Benaroyo, C. Lefève, J.-Ch. Mino et F. Worms (dir.) *La philosophie du soin. Éthique, médecine et société*, Paris, P.U.F., 2010, p. 69-86.

BUTLER J., *Vie précaire, les pouvoirs du deuil et de la violence après le 11 septembre 2001*, trad. fr. J. Rosanvallon et J. Vidal, Paris, Éditions Amsterdam, 2005.

CAMUS A., *Une « certaine latitude ». Santé et autonomie dans la décision médicale et la relation de soin en médecine interne*, thèse de doctorat en philosophie soutenue le 3 juillet 2019 à l'Université Paris Diderot.

CANGUILHEM G., « L'idée de nature dans la pensée et la pratique médicales », dans *Œuvres complètes*, t. 5, *Histoire des sciences, épistémologie, commémorations (1966-1995)*, Paris, Vrin, 2018.

– « La santé : concept vulgaire et question philosophique », dans *Œuvres complètes*, t. 5, *Histoire des sciences, épistémologie, commémorations (1966-1995)*, Paris, Vrin, 2018.

– *Le normal et le pathologique*, *Œuvres complètes*, t. 2, *Écrits de médecine et de philosophie*, Paris, Vrin, 2021.

CASTRA M., *Bien mourir. Sociologie des soins palliatifs*, Paris, P.U.F., 2003.

CAUNES B. DE, *La mère morte*, Paris, Le Livre de Poche, Paris, 2020.

CHARBONNEL B., CH. SAOUT. et D. BERTRAND, « Pour une politique nationale d'éducation thérapeutique du patient », 2008, p. 34. Accessible en ligne : https://solidarites-sante.gouv.fr/IMG/pdf/rapport_therapeutique_du_patient.pdf.

CENTEMERI L., « Health and the Environment in Ecological Transition : The Case of the Permaculture Movement », *in* F. Bretelle Establet, M. Gaille et M. Katouzian (dir.), *Making Sense of Health, Disease and the Environment in Cross-Cultural History. The Arabic-Islamic World, China, Europe and North America*, New York, Springer, 2019, p. 309-331.

COMETTI J.-P. *Qu'est-ce que le pragmatisme ?* , Paris, Gallimard, 2010.

COMITÉ CONSULTATIF NATIONAL D'ÉTHIQUE, *Refus de traitement et autonomie de la personne*, Avis 87, 2005. Accessible en ligne : https://www.ccne-ethique.fr/fr/publications/refus-de-traitement-et-autonomie-de-la-personne.

– *Rapport du CCNE sur le débat public concernant la fin de vie*, 2014. Accessible en ligne : https://www.ccne-ethique.fr/sites/default/files/publications/rapport_ccne_sur_le_debat_fin_de_vie.pdf.

COULTER A., *Engaging Patients in Healthcare*, Maidenhead, Open university press, 2011.

DAHLGREN G. et M. WHITEHEAD, *European Strategies for Tackling Social Inequities in Health: Levelling Up*, Part 2. Accessible en ligne : *https://www.euro.who.int/__data/assets/pdf_file/0018/103824/E89384.pdf.*

DEKEUWER C. (coord.), « Le terrain en philosophie, quelles méthodes pour quelle éthique ? », *Éthique, politique, religions* 15, 2019.

DERBEZ B. *et al.*, « Supporting Disclosure of Genetic Information to Family Members : Professional Practice and Timelines in Cancer Genetics », *Familial Cancer* 16(3), 2017, p. 447-457.

DETIENNE M. et J.-P. VERNANT, *Les Ruses de l'intelligence, la Mètis des Grecs*, Paris, Flammarion, 1974.

DIDIER E., « Politique du nombre de morts », *AOC Média*, https://aoc.media/opinion/2020/04/15/politique-du-nombre-de-morts/.

DOMINICÉ P. et LASSERRE MOUTET, A., « Pour une éducation thérapeutique porteuse de sens », *Éducation permanente*, 2013, n°195.

DONNE J., *The Works of John Donne*, vol. 3, H. Alford (ed.), London, John W. Parker, 1839.

DUMEZ V, A. BOIVIN (éd.), « Un portrait canadien de la révolution internationale sur l'engagement des patients », *Health Care Quarterly* 21, 2018.

FASSIN D., *La vie. Mode d'emploi critique*, Paris, Seuil, 2018.

FERRY-DANINI J. et É. GIROUX (coord.), « La médecine et ses humanismes », *Archives de philosophie* 83, 2020.

FOUCAULT M., *Il faut défendre la société, cours au Collège de France*, 1976, Paris, EHESS-Gallimard-Seuil, 1997.

– *Sécurité, territoire, population, cours au Collège de France*, 1977-1978, Paris, Éditions de l'EHESS-Gallimard-Seuil, 2004.

– *Naissance de la biopolitique, cours au Collège de France*, 1978-1979, Paris, Éditions de l'EHESS-Gallimard-Seuil, 2004.

FLORA L., « Pour une éducation thérapeutique porteuse de sens », *Éducation permanente* 195, 2013.

FOURNIER C. et A. TROISŒUFS, « Éduquer le patient ou transformer l'action publique : un espace d'expression pour les patients », *Sciences sociales et santé* 36, 2018, p. 33-41.

FOURNIER V., *Le bazar bioéthique. Quand les histoires de vie bouleversent la morale publique*, Paris, Robert Laffont, 2010.

– *Puisqu'il faut bien mourir. Histoires de vie, histoires de mort : itinéraire d'une réflexion*, Paris, La Découverte, 2015.

FRANÇOIS A., *Éléments pour une philosophie de la santé*, Paris, Les Belles Lettres, 2017.

FREIRE P. *Pedagogy of the Oppressed* [1970], Intro. D. Macedo, trad. angl. M. Bergman Ramos, New York-London, Continuum, 2000.

GAGNON É., P. MOULIN et B. EYSERMANN, « Ce qu'accompagner veut dire », *Reflets – revue d'intervention sociale et communautaire* 17, 2011, p. 90-111.

GAILLE M., *La valeur de la vie*, Paris, Les Belles Lettres 2010.

— et N. FOUREUR, « L'"humanité", enjeu majeur de la relation médecin-patient – Y a-t-il une violence intrinsèque à la situation de soin ? », *Perspective soignante* 37, 2010, p. 6-27.

– « La vertu thérapeutique du récit de vie : illusion humaniste ou réalité d'un soin bien compris ? Enjeux d'une "éthique du dialogue" en médecine contemporaine », *Perspective soignante* 46, 2013, p. 42-57.

– « Comment ordonner le réel "ondoyant et divers" ? De la philosophie à l'anthropologie, aller et retour », », dans *Repenser l'anthropologie aujourd'hui avec Emmanuel Terray*, Colloque international, Paris, Musée du Quai Branly, 2015. Accessible en ligne : https://journals.openedition.org/actesbranly/620.

– « La quête de longévité au regard de l'expérience de la vieillesse. Implications éthiques et conceptuelles des "âges de la vie" », *Gérontologie et société* 151, vol. 38, 2016, p. 151-164.

— et R. HORN, « Solidarity and Autonomy : Two Conflicting Values in English and French Health Care and Bioethics Debates ? », *Theoretical Medicine and Bioethics* 37, 2016, p. 441–446.

– « L'alerte en santé publique : difficultés anciennes, défis récents et ressources inédites », *Actualité et Dossier en Santé Publique* 106, 2019, p. 43-45.

– « Les ressources de la pensée du care. Pour un soin plus humain », *Archives de Philosophie* 83, 2020, p. 41-58.

– « La fin de vie, enjeu de santé publique : dimensions éthiques d'une question politique », *Santé publique* 33, 2021/2, p. 177-184.

— et TERRAL PH. (dir.), *Les sciences humaines et sociales face à la première vague de la pandémie de Covid-19 – Enjeux et formes de la recherche*, 2021. Accessible en ligne : https://hal.archives-ouvertes.fr/halshs-03036192v1.

— et TERRAL PH. (dir.), *La pandémie. Un fait social total*, Paris, CNRS Éditions, 2021.

GALLIE W. B. « Essentially Contested Concepts », *Proceedings of the Aristotelian Society* 156, 1955-1956, p. 167-198.

GARDIEN È., « Les savoirs expérientiels : entre objectivité des faits, subjectivité de l'expérience et pertinence validée par les pairs », *Vie sociale* 25-26, 2019, p. 95-112.

GARGIULO M., « Tests génétique et médecine prédictive : quels enjeux ? », *Laennec* 57, 2009, p. 21-38.

— et A. DURR, « Anticiper le handicap. Les risques psychologiques des tests génétiques », *Esprit* 7, 2014, p. 52-65.

GAWANDE A., *Being Mortal. Medicine and What Matters in the End*, New York, Henry Holt and Company, 2014.

GILLIGAN C., *Une voix différente : pour une éthique du* care [1982], trad. fr. A. Kwiatek, revue par V. Nurock, prés. S. Laugier et P. Paperman, Paris, Champs-Flammarion, 2008.

GIORDAN A., « Innover en matière d'éducation thérapeutique », dans D. Simon, P. Y. Traynard, F. Bourdillon, R. Gagnayre, A. Grimaldi (dir.), *Éducation thérapeutique. Prévention et maladies chroniques*, 3ᵉ éd., Paris, Elsevier Masson, 2013.

GLOVER J., *The Future of Human Reproduction. Choice and Regulation*, Oxford, Oxford University Press, 1988.

GODIN CH., « La fin de vie comme question politique », *Droit et cultures* 75, 2018, p. 203-214.

GOLDSTEIN K., *La Structure de l'organisme, Introduction à la biologie à partir de la pathologie humaine* [1951], texte augmenté de fragments inédits, trad. fr. E. Burckhardt et J. Kuntz, préf. P. Fédida, Paris, Gallimard, 1983.

– *La nature humaine à la lumière de la psychopathologie*, trad. fr. A. Camus, M. Gaille et C. Gilart de Keranflec'h, Introd. et apparat critique A. Camus, M. Gaille et C. Gilart de Keranflec'h, Paris, Les Belles Lettres, 2021.

GONON A., « Quelles vies pour les corps irradiés ? Désorientation et résistance après l'accident nucléaire de Fukushima », *Raison publique*, 2015. Accessible en ligne : http://raison-publique.fr/article770.html.

– « L'espace de la catastrophe. Naissance de sujets et nouvelles formes de vie », dans E. Ferrarese et S. Laugier (dir.), *Formes de vie*, Paris, CNRS Éditions, 2018, p. 325-337.

GONZALEZ-HOLGUERA J., N. NIWA et N. SENN, « Co-bénéfices santé-environnement », *Revue Médicale Suisse*, 2020.

GROSS O., *L'engagement des patients au service du système de santé*, Paris, Doin, 2017.

Guide d'implantation du partenariat de soins et de services. Vers une pratique collaborative optimale entre intervenants et avec le patient, Montréal, Ruis de l'Université de Montréal, 2014.

GUIBERT H., *À l'ami qui ne m'a pas sauvé la vie*, Paris, Folio-Gallimard, 1990.

– *Le protocole compassionnel*, Paris, Folio-Gallimard, 1991.

HABERMAS J., *L'Espace public. Archéologie de la publicité comme dimension constitutive de la société bourgeoise*, trad. fr. M. Buhot de Launay, Paris, Payot, 1978.

HAERINGER A.-S. « Considérer la personne en fin de vie », *Anthropologie & Santé* 15, 2017. Accessible en ligne : https://journals.openedition.org/anthropologiesante/2711.

HERMANT É. et V. PIHET, *Le chemin des possibles. La maladie de Huntington entre les mains de ses usagers*, Paris, Éditions Dingdingdong, 2017.

HIPPOCRATE, *Connaître, soigner, aimer. Le Serment et autres textes*, prés. J. Salem, Paris, Seuil, 1999.

HORN R. et M. PARKER, « Opening Pandora's Box ?: Ethical Issues in Prenatal Whole Genome and Exome Sequencing », *Prenatal Diagnosis* 38, 2018, p. 20-25.

IBOS C., A. DAMAMME, P. MOLINIER et P. PAPERMAN, *Vers une société du care. Une politique de l'attention*, Paris, Les éditions du Cahier bleu, 2019.

IVERNOIS J.-FR. DE, R. GAGNAYRE ET LES MEMBRES DU GROUPE DE TRAVAIL DE L'IPCEM, « Compétences d'adaptation à la maladie du patient : une proposition », *Education Thérapeutique du Patient – Therapeutic Patient Education* 3(2), 2011 ;.

JAWORSKA A., « Respecting the Margins of Agency: Alzheimer's Patients and the Capacity to Value », *Philosophy and Public Affairs* 28, 1999, p. 105-38.

JODELET D. « La place des représentations sociales dans l'éducation thérapeutique », *Éducation permanente* 195, 2013.

KANT E., *Critique de la raison pratique*, 1re partie, Analytique, F. Alquié (éd.), trad. fr. L. Ferry et H. Wismann, Paris, Gallimard, 1985.

KATZ J., *The Silent World of Doctor and Patient* [1984], Baltimore-London, The Johns Hopkins University Press, 2002.

LANTZ P. M., « The Medicalization of Population Health : Who Will Stay Upstream ? », *The Milbank Quarterly* 97(1), *2019*, p. 36-39.

LARRÈRE C., « L'histoire du parc de la Courneuve et du crapaux calamite », dans A. Gefen et S. Laugier (dir.), *Le pouvoir des liens faibles*, Paris, CNRS éditions, 2020.

LATIMER J., *The Gene, the Clinic and the Family. Diagnosing dysmorphology, reviving medical dominance*, London-New-York, Routledge, 2013.

LEFÈVE C. *et al.*, « La médecine du tri. Histoire, éthique, anthropologie », *Cahiers du Centre Georges Canguilhem* 6, 2014.

LESPARRE M. « The Role of the Hospital Organization in Patient Education », *Health Education Monographs*, Vol. 2, Issue 1, 1974, p. 44-47.

LEFEBVRE DES NOETTES V., « Accompagner nos patients en fin de vie : un regard éthique et philosophique », *La Revue d'Homéopathie* 9, 2018, p. 180-183.

LEVINAS E., *Totalité et infini*, Paris, Le Livre de Poche, 1990.

LINDEMANN H. *Holding and Letting Go: the Social Practice of Personal Identities*, New York, Oxford University Press, 2014.

LAUGIER S., « Anthropologie du désastre, care, formes de vie », *Raison publique*, 2015. Accessible en ligne : https://raison-publique.fr/387/.

– (dir.), *Tous vulnérables ? Le care, les animaux et l'environnement*, Paris, Payot, 2012.

– « Le sujet du *care* : vulnérabilité et expression ordinaire », dans P. Molinier, S. Laugier, P. Paperman, *Qu'est-ce que le* care *? Souci des autres, sensibilité, responsabilité*, Paris, Petite bibliothèque Payot, 2009.

LAGRÉE J., *Le médecin, le malade et le philosophe*, Paris, Bayard, 2002.

LEBEL P. (dir.), *Rapport final sur un programme « Partenaires de soin », remis à Santé Canada dans le cadre du Programme de contributions pour les politiques en matière de soins de santé (PCPMSS) par Paule Lebel*, 2013. Accessible en ligne : https://medecine.umontreal.ca/wp-content/uploads/sites/8/programme_partenaires-de_soins.pdf.

LOVELL A., S. PANDOLF, V. DAS, S. LAUGIER, *Face aux désastres – une conversation à quatre voix sur la folie, le* care *et les grandes détresses collectives*, Paris, Ithaque, 2013.

MAGLIO M., *Éthique de la sacralité de la vie, éthique de la qualité de la vie. Généalogie d'une opposition théorique*, thèse de doctorat en philosophie soutenue le 12 décembre 2016 à l'Université Grenoble-Alpes.

MARIS V., *La Part sauvage du monde. Penser la nature dans l'Anthropocène*, Paris, Seuil, 2018.

MEMMI D., *Faire vivre et laisser mourir. Le gouvernement contemporain de la naissance et de la mort*, Paris, La Découverte, 2003.

MÉNORET M., « La prescription d'autonomie en médecine », *Anthropologie & Santé* 10, Association Amades, 2015. Accessible en ligne : https://journals.openedition.org/anthropologiesante/1665.

MEURIS C., *Faire et défaire la capacité d'autonomie. Enquête sur la prise en charge des patients atteints de la maladie d'Alzheimer hospitalisés en service gériatrique de soins aigus*, thèse de doctorat en philosophie de l'Université Libre de Bruxelles et l'Université Sorbonne Paris Cité, soutenue le 20 septembre 2017, Université Paris 7-Paris Diderot.

MEYERS T., *Chroniques de la maladie chronique*, Paris, P.U.F., 2018.

MICHEL P. *et al.*, « Approche terminologique de l'engagement des patients : point de vue d'un établissement de santé français », *Rev Epidemiol Sante Publique* 68, 2020, p. 51-56.

MOERENHAOUT T. et DEVISCH I., « "Good patients manage their health" : a critical conceptual analysis of the patient as health manager » (2018), Conference Paper, https://biblio.ugent.be/publication/8588239.

MOL A., *The Body Multiple. Ontology in Medical Practice*, Durham (NC), Duke University Press, 2003.

– *Ce que soigner veut dire : Les patients, la vie quotidienne et les limites du choix*, Paris, Presses des Mines, 2009.

— et I. MOSER I, J. POLS (eds.), *Care in Practice. On Tinkering in Clinics, Homes and Farms*, London, Transcript Verlag, 2010.

MOLINIER P. *Le travail du* care, Paris, La Dispute, 2013.

— et S. LAUGIER, P. PAPERMAN, *Qu'est-ce que le* care? *Souci des autres, sensibilité, responsabilité*, Paris, Payot, 2009.

MORAND S., *L'homme, la faune sauvage et la peste*, Paris, Fayard, 2020.

MOREAU D., « Limiter la contrainte? Usages et régulation des usages de la contrainte psychiatrique en Suisse », *L'information psychiatrique*, Vol. 93, no 7, 2017, p. 551-57.

MOUILLIE J.-M., *L'éthique du préférable partageable. Lecture du principisme*, Paris, Les Belles Lettres, 2019.

MURDOCH I., *L'attention romanesque : écrits sur la littérature et la philosophie*, Paris, La Table Ronde, 2005.

NAEPELS M., *Dans la détresse. Une anthropologie de la vulnérabilité*, Paris, Éditions de l'EHESS, 2019.

NIETZSCHE FR., *Crépuscule des idoles ou comment philosopher à coups de marteau*, trad. fr. J-Cl. Hémery, Paris, Gallimard, 1974.

NICKERSON H., « Patient Education », *Health Education Monographs*, Vol. 1, Issue 31, 1972, p. 7-11.

NUSSBAUM M., *La connaissance de l'amour*, trad. fr. S. Chavel, Paris, Cerf, 2010.

– *Frontiers of Justice, Disability, Nationality, Species Membership*, Cambridge (Mass.)-London, The Belknap Press of Harvard University Press, 2006.

O'NEILL O., « Practical Principles and Practical Judgement », *Hastings Center Report* 31, 2001, p. 15-23.

PARKER C. L. *et al.*, « The Changing Climate : Managing Health Impacts », *American Family Physician* 100(10), 2019, p. 618-626.

PELLUCHON C., *L'autonomie brisée. Bioéthique et philosophie*, Paris, P.U.F., 2008.

PENNEC S. *et al.*, « Le dernier mois de l'existence : les lieux de fin de vie et de décès en France », *Population* 68(4), 2013, p. 585-616.

PERETTI-WATEL P., « L'homo medicus, cible fictive de la prévention des conduites à risque », dans R. Crespin (éd.), *Se doper pour travailler.* Toulouse, Érès, 2017, p. 45-58.

PIERRON J.-PH., *Prendre soin de la nature et des humains. Médecine, travail, écologie*, Paris Les Belles Lettres, 2019.

– *Vulnérabilité, pour une philosophie du soin*, Paris, P.U.F., 2010.

POLS J., « Knowing Patients : Turning Patient Knowledge into Science », *Science, Technology & Human Values*, 2014, Vol 39(1), p. 73-79.

POMEY M.-P., « Le « Montreal model » : enjeux du partenariat relationnel entre patients et professionnels de la santé », *Santé Publique*, 2015, p. 41-50.

— et GHADI V., « La participation des usagers au fonctionnement des établissements de santé : une dynamique encore à construire », *Santé, société et solidarité* 2, 2009, p. 53-61.

POZZI L., L. KENNEDY et M. MANFREDINI, « Did Mothers' Lives Matter ? The Protection and Promotion of Maternal and Infant Health from the 16th to the 20th Century », *Annales de démographie historique*, vol. 139, no. 1, 2020, p. 5-26.

QUITTERER J., « The Changing self : philosophical concepts of self and personal identity in a post-clinical age of genetics », *in* B. Prainsack, S. Schicktanz and G. Werner-Felmayer, *Genetics as Social Practice Transdisciplinary Views on Science and Culture*, London, Routledge, 2014.

RAID L., « De la Land ethic aux éthiques du care », dans S. Laugier (dir.), *Tous vulnérables ? Le care, les animaux et l'environnement,* Paris, Payot, 2012.

REY A. (dir.), *Dictionnaire historique de la langue française*, Paris, Le Robert, 1995 (1re éd. 1992).

RICŒUR P., *Soi-même comme un autre*, Paris, Seuil, 1990.

SAINT-ARNAUD J., « L'approche bioéthique par principes : fondements et critiques », dans *La bioéthique : un langage pour mieux comprendre ?* , Paris, Eska, 2000, p. 55-68.

SAOUT CH., avec le soutien de J. VOITURIER, « Capsanté !, Rapport en vue du cahier des charges des expérimentations des projets d'accompagnement à l'autonomie prévues par le projet de loi de modernisation de notre système de santé », 2015. Accessible en ligne : https://solidarites-sante. gouv.fr/IMG/pdf/20_07_15_-_RAPPORT_-_M-_Saout.pdf.

SENN N., « Traiter la maladie ne suffit pas », conférence prononcée dans le cadre du « Forum Santé Le Temps », Lausanne, 26 septembre 2019.

SENTILHES-MONKAM A., « L'hospitalisation à domicile et la prise en charge de la fin de vie : le point de vue des patients et de leurs proches », *Santé publique* 18, 2006, p. 443-457.

SIMON D. *et al.*, (dir.), *Éducation thérapeutique. Prévention et maladies chroniques*, 3e éd., Paris, Elsevier Masson, 2013.

SICARD D., *Penser solidairement la fin de vie. Commission de réflexion sur la fin de vie en France*, Paris, La Documentation française, 2012.

SOLHDJU K., *L'épreuve du savoir. Propositions pour une écologie du diagnostic*, Paris, Éditions DingdingDong, 2016.

STEFFEN W. K. *et al.*, « Planetary Boundaries: Guiding Human Development on a Changing Planet », *Science* 347(6223), 2015, 1259855.

TER MEULEN R., *Solidarity and Justice in Health and Social Care*, Cambridge, Cambridge University Press, 2017.

THE ROCKEFELLER FOUNDATION-LANCET COMMISSION ON PLANETARY HEALTH, « Safeguarding Human Health in the Anthropocene Epoch: Report of The Rockefeller Foundation–Lancet Commission on Planetary Health », *The Lancet*, 14 novembre 2015.

TOURETTE-TURGIS C., *Le Counseling*, Paris, P.U.F., 1996.

— et J. THIEVENAZ, « L'éducation thérapeutique du patient : champ de pratique et champ de recherche », *Savoirs* 35, 2014, p. 9-48.

— et P. L PEREIRA., M. P. VANNIER, « Quand des malades transforment leur expérience du cancer en expertise disponible pour la collectivité – l'Exemple d'un parcours diplômant à l'université des patients », *Vie Sociale* 25-26, 2019, p. 159-177.

TRAYNARD P.-Y., R. GAGNAYRE, « L'éducation thérapeutique du patient atteint de maladie chronique », dans D. Simon, P. Y. Traynard, F. Bourdillon, R. Gagnayre, A. Grimaldi (dir.), *Éducation thérapeutique. Prévention et maladies chroniques*, 3e éd., Paris, Elsevier Masson, 2013.

TROISŒUFS A., C. FOURNIER et M. BUNGENER, « Soigner les relations pour rapprocher – le rôle de l'éducation thérapeutique autour de la stimulation cérébrale profond dans le traitement de la maladie de Parkinson », dans S. Desmoulin-Canselier, M. Gaille, B. Moutaud, *La stimulation cérébrale profonde. De l'innovation au soin*, Paris, Hermann, 2019.

TRONTO J., *Un monde vulnérable. Pour une politique du care* (1993), trad. fr. H. Maury, Paris, La Découverte, 2009.

– *Caring democracy – Markets, Equality and Justice*, New York-London, New York University Press, 2013.

VAN RENSSELAER POTTER, *Bioethics: Bridge to the Future*, Englewood Cliffs (NJ), Prentice Hall, 1971.

– *Global Bioethics, Building on the Leopold Legacy*, East Lansing (MI), Michigan State University Press, 1988.

VANIER C., *Naître prématuré. Le bébé, son médecin et son psychanalyste*, Paris, Bayard, 2013.

VOLÉRY I. et SCHRECKER C., « Quand la mort revient au domicile. Familles, patients et soignants face à la fin de vie en hospitalisation à domicile (HAD) », *Anthropologie & Santé* 1, 2017. Accessible en ligne : https://journals.openedition.org/anthropologiesante/3681.

WAKEFIELD C. *et al.*, « The Psychological Impact of Genetic Information on Children: a Systematic Review », *Genetics in Medicine* 18, 2016, p. 755-762.

WALKER R. *et al.*, « Health Promotion Interventions to Address Climate Change Using a Primary Health Care Approach: a Literature Review », *Health Promotin Journal of Australia* 22, 2011.

WITTGENSTEIN L., *Carnets de Cambridge et de Skolden*, 28 janvier 1932, trad. fr. et prés. de J.-P. Cometti, Paris, P.U.F., 1999.

WOOLF S. H., « Necessary But Not Sufficient : Why Health Care Alone Cannot Improve Population Health and Reduce Health Inequities », *Annals of Family Medicine* 17, 2019, p. 196-199.

ZANER R. M., *Conversations on the Edge. Narratives of Ethics and Illness*, Washington D. C., Georgetown University Press, 2004.

INDEX DES NOMS PROPRES

NOTE SUR LA PRÉSENTE ÉDITION

L'introduction est partiellement fondée sur des éléments évoqués dans l'article « Les ressources de la pensée du care. Pour un soin plus humain », *Archives de Philosophie* 83, 2020, p. 41-58.

Le premier chapitre repose à son tour en partie sur des points développés à l'occasion de l'article « La fin de vie, enjeu de santé publique : dimensions éthiques d'une question politique » (*Santé Publique* 33, 2021/2, p 177-184).

Le chapitre II s'appuie sur un travail de recherche développé au sein du projet ETHE, « Approche épistémologique et éthique de l'éducation thérapeutique dans le champ de la maladie de Parkinson : savoirs transmis, finalités, usages » (financé par le GIS IReSP, Appel à projet général 2017, volet Services de santé). Ce travail a été présenté à l'occasion du Colloque « Éducation thérapeutique : de quoi est-elle le nom ? » (24 et 25 évrier 2020) et du séminaire doctoral du LEPS (31 mars 2020).

Les chapitres IV et V ont été élaborés sur la base d'une intervention dans le séminaire Médecine-Humanités (9 février 2021, http://medecine-humanites.ens.fr/seminaire/), coordonné par Emmanuel Didier, et d'une intervention à la journée thématique de l'Espace éthique Île de France (12 février 2021, https://www.espace-ethique.org/ressources/captation-integrale/la-valeur-de-la-vie-questionnements-la-croisee-de-lethique-et-de), conçue et organisée par Paul-Loup Weil et Brigitte Dormont.

Remerciements

Cet essai n'aurait pas vu le jour sans les discussions et les lectures partagées au sein de quelques cercles professionnels et amicaux avec : les care *wonder women* – Fabienne Brugère, Sandra Laugier, Pascale Molinier, Patricia Paperman, Joan Tronto ; Guillaume Le Blanc ; Delphine Moreau qui se souviendra peut-être de la préparation d'une intervention commune sur le refus de soin (le séminaire dit de « la fée clochette » à l'hôpital Sainte-Anne) ; Frédéric Keck et Frédéric Worms, dont les approches sur la santé, le vivant et le soin nourrissent mon travail ; Céline Spector et Étienne Balibar, qui me ramènent à la philosophie politique ; Frédéric Balard, Laura Centemeri, Sylvie Fainzang, Michael Naepels et Didier Torny, des collègues anthropologues et sociologues que je lis avec autant de plaisir que de profit ; les piliers du Centre d'éthique clinique, Véronique Fournier, sa créatrice, Nicolas Foureur, son directeur actuel, Marta Spranzi ; Marta que je retrouve dans notre séminaire doctoral commun, où je croise aussi Emanuele Clarizio, Catherine Dekeuwer, Jean-Marc Mouillie, Jean-Philippe Pierron et bien sûr, mes brillants et charmants doctorants, devenus docteur(e)s ou en passe de le devenir – Agathe Camus, César Meuris, Charlotte Gilart de Keranflec'h, Clémence Guillermain, Mathilde Lancelot, Raphaël Pfeiffer ; Ruth Horn, Ruud Ter Meulen, Barbara Prainsack, mes amis et collègues européens ; les compagnons de route engagés dans la Plateforme de recherche interdisciplinaire sur la fin de vie, avec une mention spéciale pour Élodie Cretin, sa directrice, Régis Aubry, son président, et Michael Rera, chercheur en biologie du vieillissement, toujours porteurs d'interrogations incisives. Les chapitres IV et V ont bénéficié des commentaires d'Étienne Balibar, Fabrice Boudjaaba, Christophe Imbert, Sandra Laugier, Séverine Mathieu, Muriel Rebourg, Céline Spector, que je remercie ici très chaleureusement. Enfin, je remercie Nicolas Senn, pour la richesse du dialogue initié à l'automne 2019 sur la relation entre santé, environnement et clinique.

Directrice de recherche au CNRS, au sein de SPHERE (UMR 7219, Université de Paris Cité-CNRS), j'ai la chance d'avoir écrit cet ouvrage dans les meilleures conditions de travail possibles.

TABLE DES MATIÈRES

Achevé d'imprimer en juillet 2022
sur les presses de
La Manufacture - Imprimeur – 52200 Langres
Tél. : (33) 325 845 892

—

N° imprimeur : 220680 - Dépôt légal : août 2022
Imprimé en France